康复技术规范化培训系列教材

神经康复评定与治疗技术
操作规范

总主编　何成奇
主　编　宋为群　胡昔权
副主编　吴　毅　刘沙鑫　潘　钰　袁　华　丁　桃

编者（按姓氏笔画排序）

丁　桃　昆明医科大学第一附属医院
王丽琼　四川大学华西医院
田　飞　中国人民解放军空军军医大学第一附属医院
曲斯伟　首都医科大学宣武医院
刘远文　中山大学附属第三医院
刘沙鑫　四川大学华西医院
李秋艳　四川大学华西空港医院
吴　毅　复旦大学附属华山医院
宋为群　首都医科大学宣武医院
纵　亚　上海交通大学医学院附属瑞金医院
胡昔权　中山大学附属第三医院
郗　宵　中国人民解放军空军军医大学第一附属医院
袁　华　中国人民解放军空军军医大学第一附属医院
袁海峰　西安交通大学第二附属医院
倪学翊　北京清华长庚医院
龚　晨　南京医科大学第一附属医院
曾凡硕　山东大学第二医院
谢　青　上海交通大学医学院附属瑞金医院
潘　钰　北京清华长庚医院

人民卫生出版社
·北　京·

图书在版编目（CIP）数据

神经康复评定与治疗技术操作规范 / 宋为群，胡昔权主编 . —北京：人民卫生出版社，2024.2

ISBN 978–7–117–35280–2

Ⅰ.①神… Ⅱ.①宋… ②胡… Ⅲ.①神经系统疾病–康复医学–技术操作规程 Ⅳ.①R741.09–65

中国国家版本馆 CIP 数据核字（2023）第 184937 号

| 人卫智网 | www.ipmph.com | 医学教育、学术、考试、健康，购书智慧智能综合服务平台 |
| 人卫官网 | www.pmph.com | 人卫官方资讯发布平台 |

神经康复评定与治疗技术操作规范
Shenjing Kangfu Pingding yu Zhiliao Jishu Caozuo Guifan

主　　编：宋为群　胡昔权
出版发行：人民卫生出版社（中继线 010-59780011）
地　　址：北京市朝阳区潘家园南里 19 号
邮　　编：100021
E - mail：pmph @ pmph.com
购书热线：010-59787592　010-59787584　010-65264830
印　　刷：天津市银博印刷集团有限公司
经　　销：新华书店
开　　本：787 × 1092　1/16　印张：9.5
字　　数：243 千字
版　　次：2024 年 2 月第 1 版
印　　次：2024 年 2 月第 1 次印刷
标准书号：ISBN 978-7-117-35280-2
定　　价：65.00 元

打击盗版举报电话：010-59787491　E-mail：WQ @ pmph.com
质量问题联系电话：010-59787234　E-mail：zhiliang @ pmph.com
数字融合服务电话：4001118166　E-mail：zengzhi @ pmph.com

序

2021 年 6 月 4 日《国务院办公厅关于推动公立医院高质量发展的意见》明确要求力争通过 5 年努力，公立医院资源配置从注重物质要素转向更加注重人才技术要素；同年 8 月，国家卫生健康委等八部门发布《关于印发加快推进康复医疗工作发展意见的通知》，要求推进康复医疗领域改革创新，推动康复医疗服务高质量发展；随之，2022 年 2 月国务院医改领导小组秘书处印发《关于抓好推动公立医院高质量发展意见落实的通知》。面对医学发展的重大转变与需求，康复医学如何高质量发展成为康复人必须面对的重要课题。

如何实现高质量康复？高质量康复的基础是规范。没有规范就没有发展，没有规范就没有高质量。目前康复技术不规范普遍存在于康复医疗、评定、治疗、护理及康复临床路径等诸多方面。同一个行政区域的不同医院对同一个患者所采用的康复医疗、评定、治疗、护理及临床路径都不一致；甚至同一个医院的不同医师、治疗师对同一位患者采取的诊治措施也不统一。所以，必须首先开展规范康复技术的相关工作。

康复技术如何规范？康复技术主要包括康复医疗技术（主要关联康复医师）、康复评定技术（关联康复医师与治疗师）与康复治疗技术（主要关联康复治疗师）。要规范康复技术就必须对康复各亚专业从业人员进行规范化培训，而实施规范化培训就必须有规范化培训教材。目前，康复亚专业主要包括神经康复、肌骨康复、呼吸康复、心脏康复、重症康复、儿科康复、盆底康复、物理治疗、作业治疗、语言治疗、假肢矫形技术及肌电图技术等，我们在全国范围内组织各亚专业的优秀专家学者编写本套规范化培训教材。教材共计 14 部，教材读者对象为康复专业的应届毕业生或已工作的康复从业人员，"正其末者端其本，善其后者慎其先"。本套教材重点突出康复医疗技术、评定技术及治疗技术的规范化操作，旨在强化、培训与促进康复从业人员康复技术的规范化与同质化，相信必将在中国康复规范化与高质量发展的进程中发挥积极作用。

自 2022 年初召开本套教材主编人会议以来，康复医学界 300 余位专家学者共同努力，各分册得以陆续完成。在此，特别感谢中华医学会物理医学与康复学分会第十二届委员会的全体专家及所有参与教材编写的专家和工作人员。

对于教材的错漏与不当之处，敬请各位专家、同道及读者不吝赐教，提出宝贵意见，不胜感激！

何成奇

2023 年 12 月

前　言

　　康复医学是社会发展与进步的产物，充分体现了生物-心理-社会的医学模式，我国自20世纪80年代开始逐渐形成了自己的康复医学学科体系，具有鲜明的中国特色。康复治疗师是康复医学团队的重要组成之一，虽然经过近一年的临床实习，康复治疗师本科毕业后面对患者时依然会出现临床康复路径不规范、康复评定与治疗技术不规范、临床思维模式混乱等问题。因此，康复治疗师的教育也应从院校医学教育拓展至毕业后医学教育，康复技术规范化培训教材的编写势在必行。

　　神经系统疾病是临床上导致患者残疾的常见疾病，主要包括运动功能障碍、言语功能障碍、认知功能障碍、吞咽功能障碍、意识障碍等，涉及各个年龄段人群。神经康复是神经病学和康复医学相结合的一门学科，是专门研究由于神经系统疾病所致的功能障碍，以及由此所引起的相关合并症的康复预防、康复评定和康复治疗的一门临床学科。大量科学研究和临床实践表明，康复治疗介入可以减轻患者功能障碍程度，提高患者预后，改善其生活质量。

　　本书是"康复技术规范化培训系列教材"之一，系统地介绍了神经康复中常用的功能评定方法和治疗技术。全书详细介绍了神经康复的基本概念、基础理论、神经康复治疗工作团队和工作流程，中枢神经系统疾病和周围神经系统常见疾病的临床特点，相关功能障碍的康复评定和康复治疗。本书以神经康复常见疾病为索引，共分9章，包括神经康复概述、脑卒中康复、颅脑损伤康复、多发性硬化康复、帕金森病康复、阿尔茨海默病康复、脊髓炎康复、吉兰-巴雷综合征康复、其他周围神经损伤康复。每章具体内容包括疾病概述、康复评定、康复诊断、康复治疗等，并且特意编写病案示范，为读者系统地梳理接手患者后的每一步临床康复流程，进而提高临床神经康复评定与治疗的规范性，巩固康复治疗师规范化培训的学习效果。

　　本书的特点为原创、实用性强、可操作强，从基础理论到临床应用，循序渐进，应用面广。读者定位为神经系统疾病规范化培训康复治疗师，兼顾神经康复专业医生和护士的临床需求，也可以作为康复治疗学专业在校学生的参考用书。

　　本书在编写过程中得到了编委所在单位的大力支持，在此表示衷心的感谢。由于时间仓促，水平有限，本书可能还存在许多不足之处，望各位专家和读者批评指正。

宋为群　胡昔权
2024 年 1 月

目 录

学习要求：
1. 掌握神经康复的基本概念。
2. 熟悉神经康复的基础理论。

学习思考：
1. 神经康复治疗团队包括哪些组成部分？
2. 神经康复治疗工作流程包括哪些内容？
3. 神经康复评定和治疗方法包括哪些内容？

第一节　神经康复基本概念

一、基本概念

神经康复是神经病学和康复医学相结合的一门学科，是专门研究神经系统疾病所致的功能障碍，以及由此所引起相关并发症的康复预防、康复评定和康复治疗的一门临床学科。狭义的神经康复，是临床康复的一条重要分支，也是神经系统疾病临床治疗中的重要组成部分。而广义的神经康复，不只是临床医学层面的康复，还包括心理、社会、职业、教育等多方面的康复。

神经康复的核心是神经系统疾病所导致功能障碍的恢复，即功能的重组和重建。神经康复的目标是应用功能训练和其他治疗技术等多种有效措施，恢复或提高已经丧失或减弱的神经系统功能，使患者即使在某些不可逆的损伤状态下，仍然尽可能提高其身体功能、活动能力和社会参与能力的潜能，促进患者回归家庭和社会。

现代医学实践认为，对神经系统原发疾病及继发或并发的神经系统损伤的发病机制和病理生理过程的研究比较深入，其相关的诊断方法和技术也已经十分成熟，但在促进神经系统病愈的治疗手段方面相对滞后。目前，临床上传统的药物治疗或外科治疗对于大多数神经功能障碍无效，即多数神经系统损伤要想通过临床治疗以从解剖学和组织学的角度上进行恢复，并未有十分有效的方法。对于神经系统这些在解剖学和组织学上无法逆转的损伤来说，通过现代康复手段从功能障碍康复的角度，对残存的神经系统功能进行挖掘或重组，有可能促进患者在维持原有相关功能的基础上，进一步提高其功能水平。大量临床实践研究已经提供了充分的循证依据。

二、神经康复的对象和目标

神经康复的对象主要是由于各种病因引起神经系统损伤所导致的功能障碍患者。神经系统疾病所导致的功能障碍除包括肢体瘫痪、肌肉萎缩、感觉障碍、构音障碍、吞咽障碍和大小便异常等，还应该包括由高级中枢神经系统损害所导致的言语、认知、情感和行为障碍，以及以上功能障碍所引起的并发症。

神经康复的终极目标是预防残疾的发生，最大限度地恢复功能障碍患者的各种功能，提高日常生活能力和参与能力，使其重返家庭和社会。但是在整体神经康复医疗的过程中，会因为各个阶段的不同情况设定个体化的目标和康复治疗。针对每位患者所患疾病的不同时期、性质和实际功能障碍情况，制订不同阶段的康复目标，如急性期、亚急性期和慢性期会有不同的康复目标设定，不同时期的康复目标会有相应的康复训练方法。神经康复不仅需要通过训练使患者提高其相关功能、适应环境，还需要患者所在家庭的支持和社会的参与，以利于他们重返社会。神经康复服务计划的目标制订和实施，除了包括康复团队的医务人员外，还应该邀请患者本人、其家庭成员和所在社区参与。

第二节 神经康复基础理论

在人体所有组织器官、系统中，神经系统包含结构最为复杂、功能最为精密的器官，其复杂性除了表现在系统内含有超量的神经元、突触连接位点，还表现在神经系统网络内部不断受环境变化影响，对其结构和功能改变的研究涉及许多医学学科及其他相关学科。神经系统损伤后功能的恢复主要基于神经元的再生和功能重塑，后者的影响因素非常多，其机制研究也随着学科的进步得到了相当程度的发展。

一、中枢神经的可塑性

生物医学界早期的经典结论研究一度认为，脑和脊髓内的神经元被破坏后永久不能再生，由神经胶质细胞及其纤维修补，形成胶质瘢痕。20 世纪初，西班牙科学家 Ramony 教授在基础医学研究中发现，成年哺乳动物的神经元损伤后不可能再生。1973 年，挪威解剖学家 Brodal 提出的观点认为，多数情况下哺乳动物神经轴索横贯性损伤后不能再生，但未受损的神经纤维可以在一定程度上代偿受损部分的功能。经过半个多世纪的学科发展，出现了神经轴突发芽、突触结构和功能改变等研究，尤其是在大脑内的室管膜下区、海马齿状回、嗅球等部位发现神经干细胞，从而逐渐认识到了脑的可塑性（plasticity），这已经成为神经康复最重要的理论基础。

（一）可塑性的概念

"可塑性"这一概念源于医学，是指器官或组织修复和改变的能力。中枢神经系统的可塑性是指在环境变化或受到损伤后，中枢神经系统通过启动潜在的代偿机制，调节各种适应性反应，使结构和功能发生变化，以进行自主适应的能力或潜力，其中神经元的可塑性是中枢神经系统可塑性的基础。早前理论认为，只有婴幼儿的脑具有可塑性，因为新突触的迅速增长、形成与新技能的获得是平行发展的。然而，之后的动物学（如灵长类动物）研究数据证实，脑在整个生命历程都具有可塑性。

（二）中枢神经系统的结构可塑性

神经系统的结构可塑性源于其解剖学层面，这也是决定其功能可塑性的基础。因为功能可塑性会涉及不同脑区、不同层次的可塑性改变，如相关脑区或脑区之间的网络结构、细胞内结构和突触水平的改变。其中，突触的可塑性很大程度上反映并决定了脑的可塑性。突触水平发生可塑性变化，主要涉及数量增多和连接强度改变。神经系统能够利用其他感觉传入、运动模式替换已被损毁的部分或利用解剖学上多余的结构再次获得功能上的恢复。

1. 神经元再生　近年来研究证实，神经元可以通过未损伤部分并行发芽的方式进行再生，即神经元轴突发芽，占用受损神经元的空白突触位点。神经元损伤后的轴突发芽主要通过以下 3 种方式进行出芽：

（1）侧支出芽：受损伤的神经元死亡，其附近未受损神经元轴突的侧支长出新芽。侧支出芽形成新的轴索，有可能延伸到死亡神经元原来的靶细胞轴突，并重新建立起功能关系，故又被称为反应性出芽或反应性神经再支配。这种出芽方式是哺乳动物中枢神经系统可塑性的主要表现形式，也可出现于周围神经系统。

（2）代偿性出芽：神经元轴突的某些侧支受到损伤，而未受损伤的突触终末端侧支长出新芽，扩大延伸以支配目标，代替因受损而丧失功能的侧支。代偿性出芽在中枢神经系统的发育时期多见，对神经恢复有效，需要数月才能完成。

（3）再生性出芽：当受损伤的神经元依然存活，轴突的近胞体侧可以长出新芽，使神经元在形态学上恢复完整。需要特别指出的是，周围神经系统的再生性出芽有可能生长延伸到原来的靶细胞，并逐渐恢复其原有功能。而中枢神经系统，包括脊髓在内，再生性出芽也只是暂时的、一过性的生长，即使神经元形态学上恢复完整，功能上也不能达到支配原有靶细胞的目的。

2. 突触调整去抑制　这是结构重塑的另一种可能机制，即一个神经元胞体结构损伤导致的去传入将触发另一个突触去抑制的机制，使原来存在但没有活性的神经元突触从损伤神经元结构的抑制作用下中释放出来。从神经元连接的通路上来说，中枢神经系统的神经元胞体之间存在广泛的突触连接，在正常的生理情况下，多数连接通路都处于被抑制的状态。而当某处神经元通路受损时，在短时间内可以出现潜在的神经突触活化，或者通过旁侧神经环路突触的调整，从而达到替代受损神经通路的作用。

3. 失神经过敏　中枢神经损伤后，机体通过突触传递有效性改变而代偿损失功能的一种方式。这一现象广泛出现在神经系统及其支配的组织器官中，包括中枢、外周神经系统和神经肌肉接头，涉及突触前的去抑制和突触后的异源性神经元再生两种效应。失神经过敏是指神经系统损伤失神经支配后，组织或细胞接受兴奋的敏感性增加，神经元结构对其特定的神经递质的反应敏感性也相应增强。突触失神经过敏的机制可能是增加了局部化学受体的数量，并使受体出现在以前没有这种结构的区域上，造成细胞膜上的受体数量增多。另外，机制也可能是异源性神经再生导致损伤神经元的空白突触位点被再次利用。其他还包括：使递质破坏或灭活的机制消失；细胞膜通透性的改变；神经生长相关蛋白的参与，可能使现存神经元对刺激的敏感性增加，促进神经损伤的修复。

突触失神经过敏在神经损伤后的修复作用主要表现在：使失神经支配的组织保持一定的兴奋性；使局部组织对修复后神经再次支配易于发生对应关系；更容易引起相关组织器官的自发性活动，减少因去神经支配引起组织的变性和萎缩。

4. 突触轴突离子通道和神经元胞体内钙离子的改变　神经冲动通过髓鞘再生纤维，并在脱髓鞘区域连接传导，由于重新生成了适当的钠离子通道，轴突上离子通道改变，从而引起了轴突效率的改变，加速了神经损伤后的功能重组。另外，突触的可塑性受到突触前膜内钙离子浓度的改变，膜上钙离子通道的开放程度可以被电化学梯度所易化，受到钠离子/钙离子交换和钙泵的调节，也依赖于膜内钙吸收结构的活动。因此，神经冲动造成的突触前膜内钙离子浓度的增加均可以诱发神经递质释放增加，提高了突触可塑性的效率。

5. N- 甲基 -D- 天冬氨酸受体对可塑性的作用　N- 甲基 -D- 天冬氨酸（NMDA）受体在中枢神经系统的可塑性中有重要作用。NMDA 在幼儿发育阶段就开始影响中枢神经系统，包括神经元胞体的存活、生长和分化，参与神经环路的形成、功能维持及突触的可塑性。NMDA 的主要特征是为其参与可塑性提供了生理学基础。首先，NMDA 受体的电压依赖性易受到镁离子阻断，因此 NMDA 通道的打开需要突触前刺激与突触后去极化的相关匹配，而这种匹配可以参与信息传递的处理；其次，其所介导的钙离子内流通过相关信息传导可引起突触后膜细胞骨架、多种递质受体性质和神经元及 NMDA 本身基因表达的改变；最后，NMDA 可以与儿茶酚胺和一氧化氮相互作用，参与调控突触在不断损伤凋亡和可塑重组之间的平衡。

（三）中枢神经系统的功能可塑性

可塑性可在分子层面、细胞层面、皮质层面及神经网络功能层面上发生。其中，在神经网络功能层面，大脑的可塑性主要表现为系统内部水平的可塑性及不同感觉通道之间的跨通道可塑性。

神经网络由传入神经元、中枢神经元和传出神经元组成。功能可塑性主要表现在功能的替代变通性，神经网络功能的变通性是指神经系统利用所建立的新功能模式来代替已经损失的功能，以保持行为有效性在整体范围内程序化运作，它包括感觉的替代（例如盲人利用肢体触觉来代替空间位置定位觉）和功能的替代。前者是剩余的感觉传入通过各种外界或内部的刺激被重新修饰，在功能上几乎不相关的系统可以出现替代效应；后者是未受损神经元输出的突触效应由于各种相关刺激被调整，例如中枢神经系统对运动是双侧支配的，在正常情况下，同侧支配居于次要地位。在中枢神经系统受损后，处于次要地位的同侧半球会发挥替代效应。

神经系统的可塑性揭示了大脑损伤后其功能可以进行代偿。关于动物在成年后脑损伤的研究已经打破了神经系统可塑性只存在于其幼年时期的传统观念。早在 19 世纪末，Ferrier 利用感应电流刺激实验猴的大脑皮质，使其前肢出现运动，如果把此部位皮质损坏后则相应动作消失；然而经过一段时间后再刺激损伤部位，实验猴又能出现动作。这项研究表明，在一侧中枢神经损伤后，同一个半球的相关皮质区域，可以替代被损伤部分皮质的功能。Glees 的研究也得出相似结论，在切除实验猴的一侧拇指皮质运动区后，瘫痪的拇指功能经过训练可以恢复；如果再切除其病灶周围的皮质，拇指的瘫痪又重新出现，证实病灶周边的皮质已经替代原先切除的皮质运动功能。另一种代偿方式是对侧大脑半球的功能替代。动物实验证实切除一侧大脑的皮质运动区后，会逐渐出现健侧半球支配同侧肢体的现象。人类的脑区也会出现类似的功能代偿，例如顽固性癫痫的患者切除左侧大脑半球后会出现右侧偏瘫，经过运动训练右侧肢体能恢复部分功能，说明右侧半球已经代偿了左脑的部分功能。可塑性的出现其实是平衡打破后动态的转化，即稳态之间的转化。其中涉及以下环节：神经网络协调、突触功能效应、细胞内特异性分子结构改变等，各个环节层层递进完成从一种稳态到另一种稳态的转化。也就是说，大脑不仅在发育过程中会表现出发展可塑性，并且在发育成熟后，大脑皮质仍然存在可塑性。

中枢神经系统损伤后发生的功能代偿机制是感觉替代或网络功能重组，不是神经元增殖或再生。近些年的研究发现，成年哺乳动物的海马齿状回保有一群具有增生能力并能分化成神经元的前体细胞，新增生分化的神经元移入颗粒细胞层后，可以发出轴突到苔藓纤维通路组成突触连接。如果成年哺乳动物脑内神经元损伤、凋亡或死亡，可能会有新的神经元产生，这些再生的神经元很可能参与了脑功能代偿的病理生理变化，这可能是中枢神经系统可塑性的一种新机制。

神经系统结构和功能的可塑性是相对于神经结构特异性而言，出现在个体发育的过程中，不同的脑区皮质、核团及神经元之间都有着精密的时空连接、发展顺序和排布规则，形成特异结构的基础，并由之决定个体的生活习惯和功能。在个体特异性发育阶段，遗传物质在其中起到了重要作用，但在不断变化的内外环境刺激作用下，神经系统网络终生是可修饰的。神经系统在发育、学习和记忆、训练、损伤后的修复过程中，在整体水平、细胞水平和分子水平上均可表现出结构和功能的可塑性。习惯化、敏感化和条件反射性学习都是中枢神经系统功能可塑性的表现，其反映了外界因素变化对机体的影响，以及个体对外界的适应性。

二、周围神经的可塑性

周围神经损伤后，根据其损伤的程度可以分为以下几种情况：神经纤维的连续性保持完整，但传导阻滞，有局部沃勒变性（Wallerian 变性），出现功能失用；轴索断裂损伤远侧端发生沃勒变性，近侧端一个或多个结间体发生变性，神经膜管保持完整为轴突再生提供了良好的解剖通道，可以自行恢复；轴突和神经膜管等神经纤维均断裂，而神经束膜完整，神经膜管的破坏导致结构功能丧失，有自行恢复的可能性，但由于神经内膜瘢痕化而导致无法完全恢复；神经束或整个神经干严重破坏或断裂，损伤处胶质瘢痕化明显，需要手术修复。

（一）神经纤维再生通道和微环境的建立

周围神经损伤时，如果与其连接的神经元仍然存活，受损的神经纤维则可以有活跃的再生能力。受损处远侧段髓鞘、轴突和近侧段纤维局部变性崩解，并在随后被募集而来的巨噬细胞和增殖的施万细胞（又称神经膜细胞）吞噬吸收；近端的数个郎飞结（Ranvier node）神经纤维也会发生同样的变化。不断增殖的施万细胞会沿保留的神经内膜管平行呈带状排列，形成合体细胞将断端连接，称为宾格尔带（Büngner 带），构成诱导神经纤维再生的通道。同时，施万细胞分泌神经营养因子、黏附分子、细胞外基质分子或其他一些营养物质和趋化因子等为轴突的再生营造适宜的微环境。对于断端之间距离较短的神经损伤，施万细胞会迁移到间隙中，形成细胞间桥将两端连接起来，诱导和支持新生轴突发芽，跨越间隙进入远端的Büngner 带。

（二）轴突芽生的形成与生长

周围神经损伤后，如果受损的神经元轴突仍能够存活，则可以从伤后 1 周左右开始进入恢复过程，在偏位细胞核周围重新出现尼氏体，2～3 周后充满整个神经元胞体，到损伤后 1 个月左右，胞体和胞核的肿胀达到最高峰，此时胞体内充满 RNA、蛋白质和脂质等物质。胞体合成新的细胞器和蛋白质等物质不断地向轴突远端运输，为轴突再生提供相应的物质保证基础。轴突断端随着胞体物质的到来不断增大，表面逐渐生长出许多新生轴突枝芽，芽生反复分支向四周生长，最后只有进入远端 Büngner 带的轴突枝芽得以被重新利用，其他的将被吞噬清除。新生的轴突在 Büngner 带内的生长速度与原损伤类型程度密切相关，挤压伤后再生轴突生长的速度为 1～3mm/d，而轴突断裂后再生的速度缓慢很多，通常是小于 1mm/d。最初轴突会紧贴神经内膜管施万细胞表面生长延伸，后期逐渐迁移到内膜管中央。

在实际过程中，周围神经损伤变性或轴突断裂和神经再生在时间上会彼此重叠。当损伤远侧段的轴突变性及髓鞘崩解碎屑尚未完全吞噬吸收时，近侧段的新生轴突枝芽已经开始生长，新生轴突枝芽起初比较纤细，在生长过程中逐渐增粗，生长速度会逐渐变慢。在治疗时，只要将损伤神经部位的神经近侧段与远侧段对齐，在外膜缝合后即可出现上述再生过程。但是如果神经断离的两端相隔太远（裂口间隙大于 1cm）或缝合对接不完整，或者两端之间有瘢痕或其他组织阻隔，或者因为截肢而失去远端，再生轴突均不能达到远端而会进入邻近的胶原性结缔组织，最后混杂在一起形成致密的缠结，出现创伤性神经瘤，从而导致周围神经再生失败。

（三）周围神经靶细胞功能再支配

周围神经损伤后再生的重要过程，是施万细胞不断增殖形成 Büngner 带，诱导和支持再生枝芽的发生和生长，并将其逐渐引向靶细胞（即损伤前神经末梢支配的细胞）。再生轴突不断向靶细胞延伸，最终与靶细胞形成相关的突触连接，达到功能支配目的，如运动神经末梢与骨骼肌细胞形成运动终板，从而实现靶细胞的神经再支配。对于混合神经而言，再生情况比单纯的运动神经或感觉神经更加复杂。因此，如果在手术中缝合错位，会影响轴突再生的效果，导致轴突错长和错向支配。

神经纤维损伤时，除了会出现再生轴突反应之外，其邻近的正常神经纤维轴突也会长出侧支进入受损纤维的神经内膜管内，这种现象称为侧支神经再生或侧支发芽。例如，支配骨骼肌的神经受损后及邻近神经纤维发出的侧支可生长到失神经支配的肌纤维中，恢复其运动功能。另外，损伤后神经纤维对肌细胞的再支配需要施万细胞引导生成的再生轴突与肌纤维形成运动单位，此运动单位通常较大，而且与周围的肌纤维常聚集在一起。而再生神经纤维对皮肤的支配一般功能恢复不完全，并且长期伴随着感觉功能异常。

（四）再生轴突的发育成熟

成功再生的轴突与靶细胞建立功能联系后，微环境内部会产生髓磷脂，将轴索逐渐包绕而形成髓鞘。起初轴突比较纤细，髓鞘也相对纤薄，但随着修复时间的延长，轴突会逐渐增粗，髓鞘也逐渐增厚，从而使有髓鞘神经纤维不断成形、发育、成熟，并使功能逐渐恢复。

一般来说，再生周围神经具有如下特点：早期轴突相对较细，髓鞘相对纤薄，因而有髓纤维的直径相对较小；再生轴突的数量虽然较多，可以达到正常的数倍，但随着时间的推移，一定数量的轴突未与靶细胞建立正确的功能联系，这些轴突会逐渐变性后被吞噬消除，数量比早期有所减少；再生神经的传导速度相对较慢，可能与有髓纤维髓鞘相对较薄、纤维较细、建立功能联系结间体较短等因素有关。

三、康复治疗对神经可塑性的影响

康复治疗对神经可塑性的影响是外在因素，但起着至关重要的作用。可塑性理论是康复治疗的理论依据，康复治疗影响神经功能重塑的方向和效果。

神经系统可塑性与康复训练时的肌肉运动有一定关系，包括神经纤维的再生、建立新的神经功能连接、获得新功能及损伤的修复。因此，运动治疗可以促进神经系统可塑性，对功能丧失的补偿也十分重要。脑损伤后的康复治疗包括在多重环境下进行重复、有意义及个体化功能的运动训练，以提高神经可塑性并改善功能，同时许多促进运动恢复的新型康复治疗技术也都是建立在神经可塑性的科学及临床研究的基础之上。对于制订脑损伤后神经可塑性相关的康复治疗技术及个体化的治疗策略，确定和实现治疗目标、使患者获得最大限度的功能提高尤为重要。

研究证实，脑损伤后功能恢复就是一个中枢神经系统再学习、再适应的过程，它强调个体在训练和学习时与环境的非线性结构作用。功能缺损必须通过学习，适应新的运动方式或技巧，以便能充分代偿损失的功能，这些代偿方式的形成可以明显地引起受损神经系统的变化。研究表明，适当强度的运动训练可以增加纹状体多巴胺受体的密度及海马乙酰胆碱受体的密度，促进大脑皮质神经元突触数量增加及小血管的生成，增加轴突、树突分支及单位长度树突的数量。这些结构的变化又反过来增强了行为方式的变化，损伤后机体的各项活动为中枢神经系统提供了特定的具体恢复策略及相关外界信息再传入的来源。来自各个层次的信息，经过中枢的整合后形成新的行为模式，无论是感觉替代还是网络功能重组都可以通过"做任务"来学习和建立新的行为模式。感觉替代和网络功能重组的过程，也就是中枢神经系统结构重新分配和功能重新加工的过程，这一过程中个体活动的感觉传入和运动信息的反馈非常重要。随着时间及训练的逐步进行，行为方式和中枢神经系统之间这种不断的相互作用，为运动功能改善提供了丰富资源。

同时，丰富环境也可以促进中枢神经系统的可塑性。丰富环境是一个相对的概念，是相比于哺乳动物生存的单调环境而言的，它是指具有可操纵的多个物品，社会性整合因素刺激与机体活动（或运动）的联合体的特征性环境。例如，实验大鼠的典型丰富环境为鼠笼较大、适用于群居、笼中有不断更换的各种可操纵物品及玩具，并且配置有不同部位的光源和声音，大鼠在这种环境中能有更多机会进行各种活动及相互间接触。

相关证据表明，丰富环境可以促进中枢神经损伤患者神经的再支配，形态学研究也发现，丰富环境中动物大脑皮质的重量和体积增加、皮质与皮质下重量比值增加、神经元胞体和胞核体积均变大、树突分支多而长、轴突上突触分布密度大。同时，丰富环境对神经生长因子 mRNA 的表达也起到一定的促进作用。

康复治疗对周围神经损伤同样具有较好的恢复作用。利用低频、中频电刺激可以使细胞膜去极化，兴奋神经肌肉组织，可以促进神经纤维再生，恢复神经纤维的传导功能。周围神经因切断后修复缝合，虽然有神经纤维再生，但在大脑皮质感觉区却出现明显的投射区域位置异常，从而在执行精确度、细致化程度比较高的动作时，会发生明显障碍。研究证明，在周围神经损伤后进行专门的感觉功能康复训练，有助于把功能上配对失误的神经纤维重新编码，组成大脑皮质重新对应的有特异性的功能区，较精准地完成相关动作。

康复训练的目的是促进神经系统损伤后功能的恢复，其中涉及损伤后的神经功能自发恢复期、神经系统功能重建的精准时期、开始进行康复训练最安全有效的最佳时机和确定这些外加的康复训练及行为学重塑的强度和范围等。这些问题应该根据患者神经系统损伤及功能情况，制订相应的治疗方案和目标。

第三节　神经康复治疗团队和工作流程

一、神经康复治疗团队

神经康复治疗团队需要患者或家属的参与。与医学其他临床学科不同，康复医学科是围绕患者功能障碍的恢复这一中心来开展工作的，神经康复的患者本人及家属作为其中一分子，应共同为患者的康复治疗计划提出建议。患者应从神经系统疾病急性期的临床治疗被动接受者转变为康复治疗的主动参与者。同时，为了适应这种角色转变要求，康复团队的专业医务人员会对患者进行指导和教育，使其了解工作团队中康复评定及制订目标的过程，支持建立自信心，鼓励自立自主能力的发展。

神经系统疾病所导致的功能障碍是多方面的，神经康复需要多学科、多专业的医务人员协作实施，这些医务人员应具备全面恢复患者功能所需的专业技能和训练的基础。与神经康复有关的临床医学专业，通常包括神经病学、神经外科学、内科学、老年医学、基础护理学、全科医学、儿科学、精神病学和整形外科医学等，临床情况千变万化，有时也涉及其他专业。

康复医师通常是团队中的协调者，能够熟悉所有相关的临床诊断、检查方法、治疗方法，保证患者能够生命体征平稳地进行康复训练。康复治疗师是针对患者的功能障碍进行训练的主要实施者，需要熟练掌握康复评定方法、康复治疗主要技术和机制，以及这些治疗可能带来的益处或涉及的潜在风险，以便更好地提供各治疗专业需要的具体治疗措施，帮助患者达到预期的治疗目标。康复医师要向康复治疗师开出合适的治疗处方和指出注意事项。康复治疗师应清楚地了解辅助设备的用途、益处、危险性，以及对提高运动、言语、认知、日常生活自理能力、维持社会活动、减轻疼痛等方面的作用。康复医师也要督导治疗过程，能够提出合理的预防措施，并监督转介和医嘱执行。同时应该清楚的是，治疗计划是动态的，应根据患者病情变化和阶段性评估的结果经常进行调整、更新和修正。

现今康复医学科工作团队的工作模式多采用多学科合并、交叉的合作团队模式。这是指在一个共同康复目标的基础上，为需要经常在一起工作的团队各个成员提供相互交流合作的机会，特点是需要有一名相对权威、资深的康复专业医师主持团队工作，参与各个康复医疗工作者之间进行的沟通。同时，在多学科团队模式交流的基础上，加强团队成员之间的横向交流，目的是充分发挥集体智慧，形成集体决策，制订出最佳康复治疗方案。针对该方案实施过程中出现的具体问题，成员之间会不断地进行横向交流，及时由团队成员集体讨论解决。特别指出的是，在这种工作模式中，患者或家属被认为是工作团队的组成部分，并且是所有团队成员考虑问题的中心。由于已经考虑到共同交流的需求和责任，神经康复治疗团队的任何成员均可协调并主持团队会议，以便可以更自由地交换意见，在集体合作中找出最有利于患者功能障碍恢复的方法，使患者最大程度受益。

在团队合作时，康复医学各专业医务人员应该正确对待和理解其他专业领域内不同的特点和观点，工作上能相互依靠，乐于并主动充当团队其他成员的协调者，具有创新精神，以宽容和挑战的观念承担风险，具有团队决策的服从性，充分认识到该模式的特点和运作程序，并接受相应的训练教育。

二、神经康复治疗工作流程

神经康复的过程是从患者神经系统损伤的早期开始进行，直至患者回归家庭或社会的连续性服务，它可以改善患者的功能结局，提高生活质量。急性期的康复一般需要 1～2 周，以后需要经过相对较长时间的康复治疗，时间可能为数周或数月，使患者能够达到部分行动或生活自理，进一步回归家庭或社区，甚至恢复部分工作能力。而在回归家庭和社区之前，往往需要一个相对较长的过渡阶段。

有些神经系统损伤患者，可能只经历某一阶段即可回归到家庭或工作环境当中；而有些损伤患者虽然经过长时间的努力，但仍然不能独立回归家庭生活，走向社会，终生需要他人的辅助。因此在整个康复流程中，各个专业医疗机构均应设置良好的康复服务设施，以满足患者的多种需要。神经康复患者不论是从相关临床科室住院，还是病情稳定后转入综合医院康复科或康复医院，康复专业工作人员都要进行相关的康复介入，包括康复训练。因此，遵循的康复流程主要有针对患者各种功能障碍进行康复评定，确定患者功能障碍类型和级别、患者本人或家属等的康复需求，确定康复目标并且针对康复目标制订相应的康复计划，根据计划选择适宜的康复训练并逐步开展，直至下一阶段的康复评定重新修正康复训练方案。

三、神经康复评定

（一）康复评定的定义和主要内容

神经系统疾病的临床诊断往往更加注重定位诊断和定性诊断，即病变所涉及的神经解剖部位和疾病的性质及病因。康复评定是在临床检查的基础上，对患者的功能状况及其水平进行客观、定性和/或定量的描述性评价，并对其结果作出合理解释的过程。因此，康复评定又称为功能障碍评定。功能是为了达到一定的目标而所需要的活动能力，是维持日常生活、学习工作及社会活动所必需的最基本能力。神经康复功能障碍的评定则更侧重功能的定量评定，确定其功能障碍的程度。

康复评定与临床诊断相关检查有较大区别。神经系统疾病的临床检查在一定程度上是康复评定的基础，但评定不等同于诊断。康复评定不是寻找疾病的病因并进行诊断，而是客观、准确地评定功能障碍的原因、性质、范围、严重程度、发展趋势，并预测结果和转归，为确定康复目标、制订治疗计划、评定康复治疗效果提供客观、准确的依据。

神经康复功能障碍的评定内容种类很多，主要包括运动功能评定（如肌力、肌张力、关节活动范围、平衡协调能力、步态分析等）、日常生活活动能力评定、言语功能评定、认知功能评定（如注意力、记忆力、定向力、逻辑思维等）、吞咽功能评定、心肺功能评定、心理功能评定、神经肌肉电生理检查，以及作业功能和职业能力的评定等。以上具体评定内容和方法参见后续有关章节。

（二）康复评定的目的

神经康复评定的目的就在于掌握神经系统疾病患者功能障碍的性质，它是制订康复计划、实施康复治疗的前提和基础，也是评价康复治疗疗效的客观依据，比较不同康复治疗方法的疗效。没有评定就无法规划治疗、评价治疗效果。任何一种康复评定方法的选择必须标准化、定量化和重复性好。康复评定的过程应注意既要全面，又要有针对性，针对神经系统不同功能障碍的患者应选择相应的康复评定方法。

1. 了解功能障碍的性质，寻找引起功能障碍的身体因素（组织或器官）；明确功能障碍属于一个或多个方面受到限制（肢体、言语、社会功能等），以便针对性地选择康复评定的方法及量表。

2. 了解功能障碍的程度，明确障碍对患者本人及家属的影响，分清功能障碍是属于组织器官水平，或个体自身活动功能受到影响，抑或是参与社会交往活动受到限制。

3. 根据康复评定结果制订合理的康复目标和治疗计划，同时应了解患者本人的康复愿望及需求，兼顾患者的年龄、职业、文化背景、家庭经济状况等。

4. 对康复治疗进行效果评价。一个完整的康复治疗过程应该开始于康复评定，也终止于康复评定。通过评定找出患者存在的功能障碍，分清主次，并根据评定制订适宜的康复治疗计划，提出方案进行治疗。经过一段时间的治疗后，需要再次进行评定，了解治疗效果，有效则提出下一阶段的目标；无效则要找出原因，根据原因制订修改下一阶段的方案继续治疗。然后再评定，再治疗，以此循环往复，直至达到既定的康复目标或患者的需求，然后停止治疗。

5. 康复评定在一定程度上是判断预后的重要方法。预测结局是依据所收集的资料及初期和中期评定的结果，对患者未来的功能结局作出相对客观、合理的预测，以便充分地利用各种资源，避免患者或家属对其康复期望过低或过高。

（三）康复评定的时间

根据神经康复对象是住院病房治疗或是门诊治疗，可以在不同时间段进行康复评定，并在间隔一定的时间后再次进行评定。在时间上，一般可以分为初期评定、中期评定和末期评定（又称结局评定或出院评定）。

1. 初期评定　在准备制订康复计划或开始康复治疗前，应进行初次评定，称为初期评定。其目的主要是了解神经系统损伤患者的功能状态和功能障碍程度，了解患者存在的康复训练潜能及其可能的影响因素，并作为确定康复短期、长期目标和制订康复治疗计划的依据。

2. 中期评定　中期评定的目的是了解患者在经过一段时间的康复训练之后，功能状态有无改善及改善的程度，判定治疗效果并决定是否对原有的康复目标和／或计划进行适当的修正调整。因此，对于神经系统疾病早期的病房住院患者可以每1～2周进行1次评定；而对于处于慢性期、病程比较长或门诊患者可以每月进行1次评定。

3. 末期评定　末期评定是在患者康复治疗结束前或患者出院前进行评定。其目的是了解整体康复治疗效果有无达到预期的目标，并向患者提出今后是否继续康复治疗、残疾预防的意见，对住院患者还应该制订日常生活家庭指导计划。如果需要继续康复治疗，可以建议患者转诊到门诊康复、专业康复医疗机构或者社区康复进一步治疗。

四、神经康复治疗方法

神经系统疾病的绝大多数都有致残率较高的特点，神经康复治疗应尽早介入，在疾病发生的急性期就应与临床治疗同步进行，而不仅仅是在患者病情稳定恢复后才作为临床治疗的补救措施。如脑卒中瘫痪患者，如不及时进行关节活动和肌力训练，极有可能形成关节僵硬，而后导致关节挛缩、肌肉萎缩，延长功能恢复的时间，进一步会影响日常生活活动。如脊髓损伤后截瘫的患者，在疾病的早期如不强调床上翻身训练，则极易引起压疮，甚至造成全身性感染而使病情加重。因此，神经系统疾病的早期就应该采用适当的康复治疗，预防二级残疾的发生或限制残疾程度的发展，使患者早日康复，回归社会和家庭。

应在神经康复评定的基础上，确定康复目标，制订康复计划，选择适宜的康复治疗方法。神经康复治疗方法主要包括运动疗法、作业治疗、言语和吞咽治疗、物理因子疗法、心理治疗等，还涉及矫形器和支具的使用，以及中国传统康复治疗技术，如针灸、推拿按摩、拔罐等。

（一）运动疗法

运动疗法是指通过治疗师徒手的被动运动、主动运动、神经发育疗法（又称神经肌肉促进技术）等技术，也可利用仪器设备、辅助器具等来提高和改善患者肢体运动功能障碍的治疗方法。其中神经发育疗法是20世纪60年代后期应用的具有代表性的运动技术疗法，按照神经发育学和神经生理学原理，通过对身体体表组织的良性刺激，增加肌肉的力量，抑制异常的运动模式，改善功能的稳定性，重新建立正常运动模式。

1. 布伦斯特伦技术（Brunnstrom技术）　应用一切方法引出肢体的运动反应，包括利用各种原始反射、联合反应和共同运动，进而引出分离运动，促进正常运动的恢复和姿势稳定，逐渐向正常功能模式过渡。主要适用于中枢性神经系统损伤导致的偏瘫。

2. 博巴斯技术（Bobath技术）　通过抑制异常姿势、病理反射和异常运动模式，诱发正常运动。主要方法有控制关键点、反射性抑制（RIP）、平衡反应训练和负重等，主要用于治疗中枢性偏瘫及脑瘫患者。

3. 鲁德技术（Rood 技术） 又称多重感觉刺激疗法，是利用多种感觉刺激（包括听、视觉等特殊感觉刺激等），调整感觉通路上的兴奋性，加强与中枢神经系统的联系，来诱发肌梭运动反射以促进或抑制肌肉的收缩活动，达到神经运动功能重组。主要用于小儿脑瘫和发育迟缓等中枢性神经损伤患者。

4. 本体促进技术（proprioceptive neuromuscular facilitation，PNF） 又称本体感神经肌肉促进技术，通过刺激人体本体感受器，激活和募集最大数量的肌纤维参与运动，促进瘫痪肌肉收缩；同时通过调整感觉神经的兴奋性，改变肌张力，缓解痉挛。本体促进技术强调整体运动而不是单一的肌肉运动。肢体和躯干的螺旋式、对角运动是其基本治疗模式。基本治疗方法有节律性启动、等张收缩组合、拮抗肌逆转、稳定性逆转、反复牵伸、收缩 - 放松、保持放松等技术。适用于中枢神经系统损伤导致的瘫痪。

5. 运动再学习技术 20 世纪 80 年代由澳大利亚学者 Carr 提出，把中枢神经系统损伤后的运动功能训练视为一种再学习或再训练的过程，强调患者的认知能力在治疗中的重要作用，强调训练中应用日常的功能性动作和作业活动相结合，以及真实环境的作用。基本技术是针对基础性日常生活活动中的上肢功能、坐位功能、站位功能、起立、坐下、行走和口腔颜面功能等七个部分进行相应的训练。

以上运动疗法发展都相对比较成熟，但在临床上使用的范围有各自特点及差异，不应拘泥于只用一种技术对神经系统损伤患者进行康复治疗。

（二）作业治疗

治疗师通过有目的性、特殊的作业活动，对由于神经系统损伤导致的肢体功能障碍、精神心理障碍的患者进行训练，最大限度地提高或恢复其日常生活自理能力和职业能力，缩短患者回归社会和家庭的时间，使其能作为家庭和社会的一员过着有意义的生活。

（三）言语和吞咽治疗

言语治疗师通过各种训练，使患者借助于口语、书面语言、手势语实现个体之间交流的治疗目标。目前吞咽障碍的评定和治疗也纳入言语治疗师的工作范畴。

（四）物理因子疗法

又称理疗，是指治疗师应用各种物理因子（包括电、光、磁、声、热、冷、水等）作用于人体，提高健康水平，预防和治疗疾病，恢复或重建患者身体功能与结构、活动及参与能力，达到康复目的的治疗方法。

（五）心理治疗

心理治疗师运用有关的理论和技术，对神经系统损伤后伴有精神心理障碍患者进行相关的治疗，帮助患者积极应对疾病后的功能障碍，配合进行康复治疗以改善功能障碍。

（六）中国传统康复治疗技术

利用中国传统医学中的针灸、推拿按摩等治疗，辅助患者进行功能障碍康复。

（七）康复工程

包括利用支具、矫形器等康复辅助器具帮助患者在康复训练或回归家庭、职业和社会时改善功能障碍。

（宋为群 曲斯伟）

第二章

脑卒中康复

学习要求：
1. 掌握脑卒中后常见临床表现、功能障碍、常用评定方法及康复治疗方案的制订。
2. 熟悉脑卒中常见合并症的临床表现及康复治疗。
学习思考：
1. 脑卒中康复评定的内容与方法有哪些？
2. 脑卒中康复治疗的方法有哪些？治疗关键问题是什么？
3. 脑卒中康复治疗的前沿技术是什么？脑卒中康复治疗的创新方法有哪些？

第一节　脑卒中概述

脑卒中（stroke）也称中风或脑血管意外（cerebrovascular accident），是指突然起病、由脑血管病变引起的局限性或全脑功能障碍，持续时间超过 24 小时或引起死亡的临床综合征，其主要包括脑梗死、脑出血和蛛网膜下腔出血。脑卒中的主要病因是高血压，主要病理基础为脑动脉硬化。我国脑卒中发病率排名世界第一，每年有 150 万～200 万新发病例，且正以每年 8.7% 的速度上升。70% 以上的脑卒中存活者中存在不同程度的功能障碍，其中 40% 为中到重度功能障碍，需特别护理；10% 需入住护理之家或长期照顾机构。

一、临床表现

脑卒中患者临床上常表现为肢体瘫痪、口角歪斜、流涎、言语不利、肢体麻木等，其中脑出血患者和脑梗死患者的临床表现不尽相同。脑出血患者往往伴有头痛、呕吐、意识障碍、精神行为障碍等症状，而脑梗死患者可不出现或较少出现上述症状。

二、功能障碍

由于脑损伤的部位、大小和性质等不同，脑卒中患者可表现为一种或多种功能障碍，如运动功能、感觉功能、平衡功能、认知功能、言语功能、吞咽功能、日常生活活动、社会参与、心理情绪、精神行为等障碍。

三、合并症

脑卒中常见合并症有高血压、糖尿病、高脂血症、冠心病等。

第二节 脑卒中康复评定

一、功能评定

（一）运动功能

1. 肌力评定 目前常用的肌力检查方法包括徒手肌力评定、手法肌力补充分级法和器械肌力测定法。手法检查时，应当注意先查健侧再查患侧，先抗重力再抗阻力；因此在抗阻力时，受试者应当使用同一阻力，阻力应当加在受试关节的远端。抗阻时不可应用于 2 个关节以上。

（1）徒手肌力评定（manual muscle test，MMT）：是根据受试者受检肌肉或肌群的功能，让患者处于不同的受检位置，并嘱咐患者在减重、抗重力或抗阻力的状态下做一定的动作，并使动作达到最大的活动范围。3 级为能抗重力做关节全范围运动，但不能抗阻力；≥3 级，抗重体位下评估，反之，在减重体位下完成检测。

（2）手法肌力补充分级法：是在 MMT 分级的基础上，在各级添加 "+/-"，这种评定方法可有效根据受试者完成关节活动的范围来区分肌力大小，临床使用率较高。

（3）器械肌力测定法：手法肌力达 3 级以上时，可用专门器械进行肌力检查。此方法可取得较精确的数据，根据测试时肌肉的不同收缩方式分为等长肌力测定、等张肌力测定和等速肌力测定。

2. 肌张力与痉挛评定

（1）改良阿什沃思量表（改良 Ashworth 量表）：是目前使用较广泛的肌张力评定量表，分级包括 0～4 级。0 级表示肌张力不增加或正常，被动活动患侧肢体时，整个关节活动范围内无明显阻力；1 级表示肌张力轻微增高，关节活动之末时呈现最小阻力或突然出现卡住或释放；1+ 级表示肌张力轻度增加，在关节活动范围后 50% 范围内突然卡住或突然释放；2 级表示肌张力较明显增加，在关节活动范围内，大部分出现肌张力增高，但是受累部分仍能活动；3 级表示肌张力严重增高，被动活动出现困难；4 级表示肌张力严重增加，肢体僵直，不能活动。

（2）其他痉挛评定方法

1）阵挛分级法：是以踝阵挛持续时间为判定标准。0 级为无踝阵挛，1 级为踝阵挛持续 1～4 秒，2 级为踝阵挛持续 5～9 秒，3 级为踝阵挛持续 10～14 秒，4 级为踝阵挛持续时长≥15 秒。

2）潘氏试验（Penn 分级法）：主要通过肌肉痉挛发生的频率来确定痉挛等级。0 级为无痉挛；1 级为刺激肢体时，诱发轻、中度痉挛；2 级为痉挛偶有发作，<1 次 /h；3 级为痉挛经常发作，>1 次 /h；4 级为痉挛频繁发作，>10 次 /h。

3. 整体运动功能

（1）Brunnstrom 肢体功能恢复分期：将偏瘫患者上肢、手部与下肢运动根据肌张力水平与运动模式划分为 6 期，评判其运动功能恢复情况。Brunnstrom Ⅰ期为弛缓性瘫痪期，无随意运动；Brunnstrom Ⅱ期患者开始出现联合反应，并可诱发出随意运动；Brunnstrom Ⅲ期出现随意运动，且肌张力明显增加；Brunnstrom Ⅳ期共同模式被打破，异常肌张力开始下降；Brunnstrom Ⅴ期分离动作增加，且张力水平趋于正常，手部精细动作开始出现；Brunnstrom Ⅵ期动作水平接近于正常水平，手部精细动作明显，但运动速度与准确性比健侧稍低。

（2）Fugl-Meyer 运动功能评定量表：将偏瘫患者上、下肢的运动功能进行评定。每项分为 0 分、1 分、2 分三种。其中 0 分指不能做某一动作，1 分表示部分能做，2 分表示可充分完成。上肢 33 项，共 66 分；上下肢总共 100 分。得分越低运动功能障碍越严重，反之则表示运动障碍程度越轻，<50 分提示患肢严重功能障碍。

4. 平衡评定　包括观察法与量表法。

（1）观察法：虽然过于粗略和缺乏量化，但由于使用简便、快速直观，具有一定的判断价值，在临床上应用较为广泛。常用方法如下：

1）坐位平衡反应：受试者取坐位，检查者将患者上肢向一侧牵拉。阳性反应为头部和躯干上部出现向中线的调整，被牵拉一侧出现保护性反应，另一侧上、下肢伸展并外展。阴性反应为未出现上述反应或仅身体的某一部分出现阳性反应。

2）跪位平衡反应：受试者取跪位，检查者将患者上肢向一侧牵拉，使之倾斜。阳性反应为头部和躯干上部出现向中线的调整，被牵拉一侧出现保护性反应，对侧上、下伸展并外展。阴性反应为未出现上述反应或仅身体的某一部分出现阳性反应。

3）站立位反应：双足并拢直立，观察在睁、闭眼时身体摇摆的情况。检查时要求受检者单腿直立，观察其睁、闭眼情况下维持平衡的时间长短，最长维持时间为 30 秒。

4）迈步反应：受试者取站立位，检查者向前后左右各个方向推动受试者身体。阳性反应为脚快速向侧方、前方、后方跨出一步，头部和躯干做相应调整。阴性反应为无法快速作出相应反应，无法快速跨出一步维持平衡，头部和躯干不出现调整。

5）其他：在活动状态下能否保持平衡。例如坐、站立时移动身体；在不同条件及环境下行走，特定动作包括脚跟碰脚尖、足跟行走、足尖行走、走直线、侧方走、倒退走、走圆圈、绕过障碍物行走等。

（2）量表法

1）伯格平衡量表（Berg 平衡量表）：包括 14 项检查内容，即坐站转移、站位平衡、坐位平衡、站坐转移、床椅转移、闭眼站立、双足并拢站立、上肢前伸、从地面拾物、转身向后看、转身一周、双足交替踏台阶、双足前后站立、单腿站立。该 14 项检查的评分均为 0～4 分，满分 56 分，评估耗时约 20 分钟。分数越高表示平衡能力越好，<40 分提示存在跌倒风险。

2）Tinetti 量表：由 Tinetti 于 1986 年首先报道，用来预测老年人跌倒的危险性。其中平衡测试部分有 10 个项目，满分 16 分；步态测试部分有 8 个项目，满分 12 分。该量表测试耗时约 15 分钟，满分 28 分；<24 分提示有平衡功能障碍，<15 分提示有跌倒风险。

3）Brunel 平衡量表：是布鲁内尔大学 Tyson 等于 2003 年专门设计的用于脑卒中患者的量表，共 12 个项目，包括坐位平衡（3 项）、站位平衡（3 项）和行走能力（6 项），满分 12 分。

5. 步行能力评定　常用方法包括步态周期不同时相的表现、Holden 步行功能分级、起立 - 行走计时测试（timed up and go test，TUGT）、10m 步行测试和 6 分钟步行试验。

（1）步态分析

1）观察法：观察步行节奏、对称性、协调性、身体重心、躯干的摆动及辅助器具的使用。重点观察患者在整个步行周期中足趾、膝、踝、髋部、骨盆和躯干的运动情况，以及各个关节在八个时相中运动角度的变化。

2）量表法：可采用美国 RLA 步态分析观察法。该方法将站立相分为 5 个时期，步行相分为 3 个时期。该表包含了 48 种异常表现，并将其依次列出。白格与灰格需根据步行过程中的运动进行观察记录，若有异常运动需标记"√"。

（2）Holden 步行功能分级：较为直观地将受试者的步行程度进行分级评判。根据患者的步行程度、言语及辅助器具帮助程度分为 0～5 级，0 级为患者无法走路，需要坐轮椅或在两人大量帮助下步行；1 级为需要一人连续不断地帮助才能行走；2 级为需一人在旁以间断地接触身体的帮助行走，步行不安全；3 级为需一人在旁监护或用言语指导，但不接触身体；4 级为在平地上独立步行，在楼梯或斜坡上行走需帮助；5 级为完全独立步行于任何环境。

（3）起立 - 行走计时测试：主要测试患者从有靠背扶手的座椅站起，向前走 3m，记录患者背部离开椅背折返回来且再次靠椅背坐下所用的时间，并观察患者在行走中的动态平衡。得分为 1 分表示正常，2 分表示极轻微异常，3 分表示轻微异常，4 分表示中度异常，5 分表示重度异常。如果≥3 分，则提示有跌倒风险。

（4）10m 步行测试：主要评估患者 10m 内的步行速度。测试包括舒适速度（可以日常走路速度为标准）与快速步行（尽可能快速但不能够跑步）两种方式。测试仅记录 2～8m 的步行时长并计算步行速度。每种测试方式均记录 2 次，然后计算均值。

（5）6 分钟步行试验：试验开始时，患者被要求尽可能无辅助下在平坦硬地上，以尽可能快且不跑的速度步行 6 分钟，计算患者的步行总距离与步行速度，以此判断其运动耐力。若患者步行过程中因耐力低无法完成，可进行 2 分钟步行试验。

（二）感觉功能

1.浅感觉检查

（1）触觉：嘱患者闭目，评定者用棉絮或类似材质物体轻触患者皮肤，嘱患者回答是否存在轻痒感或让患者回答所触次数。每次给予的强度应一致，且给予刺激的速度不能有特定规律，预防患者未受刺激却顺口回答。检查四肢时，棉絮刷擦方向应与相应肢体长轴平行；刺激胸腹部时应与肋骨平行。按照面、颈、上肢、躯干、下肢的顺序检查。

（2）痛觉：嘱患者闭目，首先用圆头针的针尖在患者正常皮肤区域刺激数下，以帮助患者确认正常刺激感觉。然后再以均匀力量用针尖轻刺患者需检查部位，嘱患者回答是否疼痛；同时应将此次感觉与健侧比较，要求患者指出受刺激部位。对痛觉减退患者的检查要从障碍部位逐渐转移至正常部位，而对痛觉过敏的患者则相反。为避免患者主观的错误回答，可用圆头针钝头代替尖头，或将针尖提起而改成手指尖检查，以判断患者回答是否正确。

（3）温度觉：包括温觉及冷觉。嘱患者闭目，用分别盛有冷水或热水的两支试管，交替、随意地接触皮肤，接触时间为 2～3 秒，嘱患者说出"冷"或"热"的感觉。冷觉测试的温度在 5～10℃之间，温觉则在 40～45℃之间，如低于 5℃或高于 50℃，则会在刺激时引起痛觉反应。

2.深感觉检查

（1）运动觉：嘱患者闭目，轻轻握住患者手指或足趾的两侧，上下移动 5° 左右，让患者辨别移动的方向，如感觉不明确则可加大运动幅度或测试较大关节。

（2）位置觉：嘱患者闭目，将其肢体放在某个位置，然后让患者描述所放的位置；或嘱患者将其正常肢体放在与患侧肢体相同的位置上。

（3）振动觉：嘱患者闭目，将 128Hz 的音叉放置患者身体的骨突位，如手指、鹰嘴、桡骨头、内外踝、髂嵴、锁骨等，嘱患者回答是否存在振动感及其持续时间。也可利用音叉的开关状态，来测试患者是否感觉到振动。

3. 复合感觉检查

（1）皮肤定位觉：嘱患者闭目，常用棉花签、手指等轻触患者皮肤后，由患者指出刺激的部位。正常误差手部 <3.5mm，躯干部≤1cm。

（2）两点分辨觉：嘱患者闭目，检查时用两脚规、叩诊锤的两尖端或针尖同时轻触皮肤，为了能区分两点的最小距离，可逐渐减小二者距离。检查时需在两个刺激点同时施力。正常人以舌尖两点分辨觉最灵敏，两点距离最小，为 1mm，指尖为 3～5mm，指背为 4～6mm，手掌为 8～15mm，手背为 20～30mm，前胸为 40mm，背部为 40～50mm，上臂及大腿部的距离最大，约为 75mm。

（三）言语和吞咽功能

1. 失语症的评定　可分为语言功能评估和交往能力评估。

（1）语言功能评估：主要包括听理解检查、言语表达检查、阅读检查、朗读检查和书写检查等。国际常用的评定量表有波士顿诊断性失语检查（Boston diagnostic aphasia examination，BDAE）、西方失语症成套测验（western aphasia battery，WAB）、日本标准失语症检查（standard language test of aphasia，SLTA）和代币测验（Token test）等。国内常用的评定方法有汉语标准失语症检查（Chinese rehabilitation research center standard aphasia examination，CRRCAE）、汉语失语成套测验（aphasia battery in Chinese，ABC）和汉语失语症心理语言评价（psycholinguistic assessment in Chinese aphasia，PACA）等。

（2）交往能力评估：日常生活交流能力检查（communicative abilities in daily living test，CADL-T）和功能性交往能力测验（functional communication profile，FCP）等。临床上，根据患者的临床表现和评估目的，选择合适的量表和适当的测验进行评估。评估的环境应尽量安静，评定时间不宜过久，评估时的任务指令要清晰，确保评估的准确性。

2. 构音障碍评定　脑卒中后引起的构音障碍属于运动性构音障碍（dysarthria），是由于神经病变，与言语有关的肌肉麻痹、收缩力减弱或运动不协调所致的言语障碍。构音障碍可单独发生，也可与其他语言障碍同时存在，如失语症合并构音障碍等。目前常用的评价方法主要有汉语构音障碍评定法及改良 Frenchay 构音障碍评定法。

（1）汉语构音障碍评定法：是目前国内较广泛应用的评价方法。可分为：①构音器官检查，包括肺（呼吸情况）、喉、面部、口部肌肉、硬腭、腭咽机制、舌、下颌、反射；②构音检查，包括会话、单词检查、音节复述检查、文章水平检查、构音类似运动检查和语音清晰度测试。

（2）改良 Frenchay 构音障碍评定法：该法通过量表检查，包括反射、呼吸、唇、下颌、软腭、喉、舌及言语清晰度共 8 个大项目，27 个分测验，每个分测验都设定了 5 个级别的评分标准。能为临床动态观察病情变化、诊断分型和疗效判定提供客观依据，并对治疗预后有一定指导作用。

3. 吞咽障碍的评定　吞咽障碍评定包括筛查、吞咽临床功能评估和仪器检查。

（1）筛查：常选用反复唾液吞咽测试、饮水试验（又称洼田饮水试验）、改良饮水试验、染料测试、进食评估问卷调查工具-10（EAT-10）。

（2）吞咽临床功能评估：包括吞咽相关病史、吞咽器官功能评估及摄食评估。其中摄食评估中的容积-黏度吞咽测试（volume-viscosity swallow test，V-VST）应用较广泛。

（3）仪器检查：吞咽造影录像检查（video fluoroscopic swallowing study，VFSS）和吞咽纤维内镜检查（fiberoptic endoscopic evaluation of swallowing，FEES）是确定吞咽障碍的金标

准。VFSS 是检查吞咽功能最常用的方法，FEES 能弥补 VFSS 的不足，两种检查各有所长。除此之外，咽腔测压检查、舌压测定、肌电图检查、食管 pH 监测及脉冲血氧饱和度监测也较为常用。

（四）认知功能

1. 认知功能筛查评估

（1）简易精神状态检查（mini mental status examination，MMSE）：是一种快速、简便、应用广泛的认知筛查量表，对重度认知障碍患者较为敏感，但易受被试者文化程度影响。该量表包括定向力、注意力及计算力、记忆力、命名、复述、阅读、理解、书写、临摹等，总分 30 分。根据被试者的文化程度，认知障碍划分标准为文盲≤17 分，小学≤20 分，中学及以上≤24 分。

（2）蒙特利尔认知评估（Montreal cognitive assessment，MoCA）：由 Nasreddine 教授于 2004 年编制而成，可快速筛查轻度认知功能障碍患者，不过易受被试者文化程度影响。该测试包括视空间技能、执行功能、记忆、语言、注意力、计算、抽象思维和定向力等，总分 30 分。若被试者受教育程度≤12 年，则在总分基础上加 1 分，最终得分 <26 分提示被试者存在认知障碍。

（3）神经行为认知状态检查（neurobehavioral cognitive status examination，NCSE）：又称 Cognistat 认知测试，可根据患者的认知状况进行初步筛选与评估。评估内容包括定向力、专注力、语言（理解、复述和命名）、结构组织、记忆力、计算力、推理能力（类似性、判断）等。NCSE 能较敏感地反映被试者的认知功能障碍及严重程度，且操作简便，结果直观。

2. 认知功能成套测验

（1）洛文斯坦因作业疗法认知评定（Loeweistein occupational therapy cognitive assessment，LOTCA）：是一套用于认知评定的标准化成套测验。该测验操作简便，耗时较短，实用性强，其信度和效度已得到广泛认可，是评估认知功能敏感、系统的指标。LOTCA 评估项目包括定向力、知觉、视运动组织、思维运作四大类，可了解被试者的定向、命名、失认、失用、单侧忽略、思维运作等能力。该测验共 20 项检查，除思维运作的 3 项检查为 5 分制外，其余均采用 4 分制评分标准。

（2）韦氏成人智力量表（Wechsler adult intelligence scale，WAIS）：又称韦克斯勒成人智力量表，是由美国学者 D.Wechsler 于 1955 年编制而成的，被誉为智力测验的金标准。该量表分为言语量表和操作量表两部分，前者包括知识、领悟、算术、相似性、数字广度、词汇共 6 个分测验，后者包括数字符号、图画填充、木块图、图片排列、图形拼凑共 5 个分测验。量表采用二级评分，即 1 分和 0 分，耗时 30～60 分钟。

3. 注意功能评估

（1）日常专注力测验（test of everyday attention，TEA）：由 Robertson 等于 1994 年编制。该测验将日常活动作为检测项目来评估被试者的集中性注意、选择性注意和交替性注意等。TEA 共包括 8 个子测验：地图搜索、电梯计数、分心时电梯计数、视觉电梯计数、带反转的听觉电梯计数、电话簿搜索、计数时电话簿搜索、彩票任务，测试耗时 45～60 分钟。

（2）划消测验（cancellation test）：常用于检测被试者的持久注意力。在一张整齐排列的、混有少量目标物的同类非目标物表中，要求被试者迅速、准确地找到目标物并用笔划去，目标物可以是字母、数字、符号、几何图形等。划消测验常分为限定时间和限定工作量两种，前者统计在规定时间内完成的工作量，后者统计在完成相同工作量时的速度。评定指标包括划消所需时间、划消个数、漏划个数、错划个数等。

4. 记忆功能评估

（1）里弗米德行为记忆测验（Rivermead behavioral memory test，RBMT）：由英国 Rivermead 康复中心于 1985 年编制，可评估被试者的日常记忆能力，并监测其记忆障碍的变化。RBMT 包括 11 个项目，评估耗时约 25 分钟，主要检测被试者对具体行为的记忆能力，如记姓名、记所藏物品、图片再认、故事即时回忆及延迟回忆等，有助于治疗师了解被试者在日常生活中因记忆力受损所带来的影响。

（2）韦氏记忆量表（Wechsler memory scale，WMS）：又称韦克斯勒记忆量表，是应用较广泛的成套记忆测验，有助于鉴别器质性记忆障碍和功能性记忆障碍。该量表共分 10 项分测验，评估耗时约 90 分钟，分别检测长时记忆、短时记忆和瞬时记忆，其中记忆商（memory quotient，MQ）表示记忆总水平。目前国内应用较广泛的是 1980 年龚耀先等修订的中国版，在原版基础上增加了记图、再认和触摸 3 个分测验。

5. 执行功能评估

（1）威斯康星卡片分类测验（Wisconsin card sorting test，WCST）：是评估执行功能的经典神经心理学测验，首先由 Berg 于 1948 年提出，后由 Heaton 于 1991 年进行改良，可评估被试者的概念形成、工作记忆、抽象概括及定势转换等执行功能。WCST 可较好地反映前额叶背外侧的执行功能，要求被试者根据 4 张刺激卡片对 128 张反应卡片进行分类，治疗师不告知被试者分类规则，只反馈每次选择是否正确，试图让被试者自行概括分类规则，测试耗时约 25 分钟。

（2）执行功能障碍综合征行为评定（behavioral assessment of dysexecutive syndrome，BADS）：由 Wilson 于 1996 年编制而成，可反映执行功能障碍对被试者日常生活的影响。BADS 包括成人版（适用于 17~87 岁个体）和儿童版（适用于 8~16 岁青少年），均包括 6 个子测验，即规则转换卡片测验、动作计划测验、找钥匙、时间判断、动物园分布图测验及六元素测验，评估耗时约 40 分钟。

（五）心理功能

1. 抑郁评估　常采用汉密尔顿抑郁量表（Hamilton depression scale，HAMD）、抑郁自评量表（self-rating depression scale，SDS）进行抑郁评估。

2. 焦虑评估　多采用汉密尔顿焦虑量表（Hamilton anxiety scale，HAMA）、焦虑自评量表（self-rating anxiety scale，SAS）。90 项症状清单（symptom checklist-90，SCL-90），又称症状自评量表，是世界上著名的心理健康测试量表之一，共 90 个项目，分别从意识、感觉、思维、情感、饮食睡眠等 10 个方面反映患者的心理症状情况。

二、结构评定

1. 影像学检查　行颅脑 MRA/CTA 检查，了解患者脑内病灶情况，判断责任病灶，以及是否有其他部位的缺血变性灶，了解颅内血管情况，判断有无血管狭窄或畸形等。

2. 肺功能评估　行胸部 CT 检查，了解患者肺部有无坠积性肺炎、肺气肿、肺大疱、支气管扩张等情况。

3. 心脏功能评估　行心电图及心脏超声检查，了解患者是否存在期前收缩、心房颤动等心律失常情况，了解患者心脏结构、射血分数，心脏瓣膜、反流等情况。

4. 其他脏器评估　行腹部超声检查，了解肝、胆囊、脾、胰腺、肾脏、输尿管、膀胱等是否存在病变。

5.肢体形态异常评估 包括视诊所见的肢体形态异常等,比如左侧偏瘫步态、某关节肿胀畸形、手术瘢痕、某肢体缺如等。

三、日常生活活动能力评定

日常生活活动(activity of daily living,ADL)是指个人为满足日常生活需要每日进行的必要活动,它是个人自我照顾和生活独立程度的重要指标。ADL 分为基础性日常生活活动(basic activity of daily living,BADL)和工具性日常生活活动(instrumental activity of daily living,IADL)。

(一)基础性日常生活活动能力评定

BADL 是指人们为维持最基本的生存、生活需要每日必须反复进行的活动,主要包括自理活动和功能性移动活动两大类。自理活动包括进食、卫生、洗澡、穿衣、如厕、交流等,功能性移动活动包括床上移动、转移、坐、站、行走、社区活动等。BADL 常用的量表评价方法有 Barthel 指数(Barthel index,BI)或改良 Barthel 指数(modified Barthel index,MBI)、功能独立性评定量表(functional independence measure,FIM)等。

1.Barthel 指数 包括 10 项内容,根据帮助的程度分为 0 分、5 分、10 分、15 分共 4 个功能等级,总分为 100 分,得分越高,独立性越好。改良 Barthel 指数是 1989 年由加拿大学者 Shah 等针对 BI 评定等级较少、相邻等级之间的分值差距太大、敏感性欠佳等因素,对 Barthel 指数进行了改良,对其等级进行加权,扩展为 5 个等级,提高了量表的灵敏度,量表改良后评定内容不变,总分仍为 100 分。

2.功能独立性评定量表 是 20 世纪 80 年代末在美国开始使用的,后逐渐受到重视和研究,目前已在全世界广泛应用。该量表在反映残疾水平或需要帮助的程度上比 Barthel 指数更详细、精确、敏感,是预测康复疗效的有力指标。量表包括 6 个方面内容,共有 18 个项目,其中包括 13 个身体方面的项目,5 个认知方面的项目。每个项目计分是从 1~7 分,总分范围在 18~126 分。

(二)工具性日常生活活动能力评定

IADL 是指人们为维持独立生活所必要的活动,它是社区生活独立程度与参与的重要指标,包括使用电话、购物、烹饪、家务处理、洗衣、服药、理财、使用公共交通工具、处理突发事件,以及在社区内的休闲活动等。IADL 常用的评定量表有 Frenchay 活动指数、功能活动问卷(functional activity questionnaire,FAQ)等。

1.Frenchay 活动指数 是专为脑卒中患者设计的生活质量评定量表,评估时主要访谈患者或家属。评定内容包括 6 大类,共 15 个项目,主要评估患者从事室内及户外活动的频率。在近 3 个月或半年期间,每项活动从事频率越高,得分越高,能力越好。每个项目的评分等级为 0~3 分,总分为 47 分。根据评分结果,可将社会生活能力进行以下区分:47 分,完全正常;30~46 分,接近正常;15~29 分,中度障碍;1~14 分,重度障碍;0 分,完全丧失。

2.功能活动问卷(FAQ) 由 Pfeffer 于 1982 年提出,1984 年进行修订,是一种简单的、由患者家属完成的评定日常活动能力的量表,也可进行自我评估。FAQ 对患者以下几方面的功能进行评估:完成每日日常活动的体力情况和心理状况、社会角色功能的完成情况及影响日常表现的因素。根据完成各项活动的难易程度评分,分数越高障碍越重,正常 <5 分,≥5

分为异常。该量表可用于筛查，也可用于脑卒中患者的随访。

四、参与评定

WHO 发布的《国际功能、残疾和健康分类》(ICF) 由两部分组成。第一部分是功能和残疾，包括身体功能、身体结构、活动和参与；第二部分是背景性因素，主要指环境因素。参与是指与健康状态、身体功能和结构活动及相关因素有关的个人生活经历，是与个人生活各方面功能有关的社会状况。

参与受限是指社会水平评价功能障碍的严重程度，大多数脑卒中患者存在参与受限现象。个体是否出现参与受限，要通过该个体的参与和相同文化或社会中无残损个体所期望的参与进行比较，需要注意的是，参与的评定也要以社会的水平为主要方向。目前临床上可用健康调查量表 36 (SF-36) 生活质量量表对参与进行评定，该量表共 8 个维度，包括生理功能、生理职能、躯体疼痛、总体健康、活力、社会功能、情感职能、精神健康。

第三节　脑卒中康复诊断

脑卒中患者经过详细、系统的评估后，需对多种功能障碍作出康复诊断，具体诊断如下所示。

一、运动功能障碍

脑卒中后最常见的运动障碍就是肢体的乏力或者无力症状，病变部位可位于脑干、基底节区、皮质等，累及支配肢体运动功能的神经元或神经传导束。

(一)病灶半球对侧肢体的中枢性瘫痪

肢体通常初始表现为肌力低下，张力弛缓。随着病程时长增加，上肢表现为屈肌模式，即屈肌张力增高，上肢各个关节分别呈肩内收内旋、肘屈曲、前臂旋前、腕伸与指屈曲；下肢表现为伸肌模式，即伸肌张力增加，下肢各个关节分别呈髋伸与内旋、伸膝、跖屈曲合并内翻。腱反射逐渐活跃或亢进，并可能出现阵挛，病理反射阳性；肢体运动时出现联合反应、共同运动等异常模式。

(二)平衡功能障碍

当病灶部位位于小脑时呈明显的平衡功能障碍，出现共济失调等症状。部分患者是脑卒中之后而引起的痴呆、血管性帕金森综合征，影响患者认知功能障碍从而加重平衡功能障碍。

(三)异常步态

患者通常会由于肌力低下、张力异常或者感觉反馈异常，而出现异常步态。

1. 偏瘫步态　又称为划圈步态，典型特征为患侧膝关节僵硬，迈步相减小，患侧足下垂内翻。当患侧下肢向前迈步时，患侧肩关节下降，骨盆代偿性抬高，髋关节外展外旋，使患侧下肢经外侧面划弧形运动将其向前迈出，上肢常出现屈曲内收，停止交替摆动。

2. 小脑性共济失调步态　又称为醉汉步态，行走时两上肢外展以保证身体平衡，两足间距过宽，迈步时高抬腿，全足沉重落地；不能走直线，而呈曲线或"Z"形前进，因重心不稳，且不易控制，致躯干摇晃。

3. 慌张步态　多见于基底节病变，行走时上肢缺乏摆动动作，步幅短小，并出现阵发性加速，不能随意停止或转向，常呈前冲步态。

二、感觉功能障碍

脑卒中患者感觉障碍临床表现多样，可因病变部位不同而有很大差异。

（一）脑干型感觉障碍

脑干不同部位的感觉传导束受损后，会发生不同的感觉障碍：

1. 分离性感觉障碍 脊髓丘脑束在延髓外侧部，而内侧丘系则接近中线。因此，如果延髓旁正中部病变，则会损伤内侧丘系，可发生对侧肢体的深感觉障碍和感觉性共济失调，但不存在痛觉、温度觉感觉障碍。

2. 交叉性感觉障碍 延髓外侧部病变，可损害脊髓丘脑束及三叉神经脊束核，表现为对侧痛觉、温度觉障碍，同侧面部感觉障碍。

3. 偏身感觉障碍 由于在脑桥和中脑节段，内侧丘系、脊髓丘脑束及脑神经的感觉纤维已融合在一起，故损伤时表现为对侧肢体和面部的所有感觉缺失，且一般都伴随病变同侧脑神经运动障碍，可与其他部位病变导致的偏身感觉缺失相鉴别。

（二）丘脑型感觉障碍

丘脑是各种感觉的汇合之处，受损时出现以下表现：

1. 偏身感觉障碍 脑卒中病灶损伤腹后外侧核和腹后内侧核时，会形成对侧偏身感觉的减退或缺失。特点是肢体重于躯干，上肢重于下肢，肢体远端重于近端，深感觉受累重于浅感觉。

2. 丘脑痛 在感觉的部分恢复过程中，可能出现对侧偏身自发的、难以忍受的剧痛，以定位不准、性质难以形容为特征。通常疼痛阈值提高，较浅的疼痛刺激即可引出痛觉。

3. 感觉过敏或倒错。

4. 非感觉症状 丘脑病变时，常累及邻近结构而发生其他症状：侵及外侧膝状体或视放射时，可产生对侧同向偏盲；累及内囊后肢时，可产生对侧不完全性偏瘫；丘脑至纹状体及苍白球纤维受损可发生偏身不自主运动等。

（三）内囊型感觉障碍

丘脑皮质束通过内囊后肢后 1/3，该传导束发生损伤时会导致对侧感觉障碍。特点为肢体重于躯干、肢体远端重于近端、深感觉受影响重于痛、温觉。另外，内囊损伤常合并运动、视觉纤维受累，即偏瘫、偏身感觉障碍和偏盲。

（四）皮质型感觉障碍

此类感觉障碍的特点是精细、复杂的感觉损害严重，而痛、温、触觉等浅感觉障碍较轻或保持不变。深感觉、定位觉、两点分辨觉和实体觉可发生明显障碍，其中定位觉、两点分辨觉和实体觉是大脑皮质所特有的复合感觉，但是这种复合感觉必须在浅感觉保持完整的基础上。因此，浅感觉正常而复合感觉障碍可作为大脑皮质感觉区病变的特征，用于鉴别诊断。

1. 局限性感觉性癫痫 是由于大脑皮质中央后回感觉中枢存在刺激性病变。表现为对侧肢体皮肤的相应部位发生阵发性感觉异常，并可向邻近区域扩散，也可扩散至皮质运动区而引起运动性癫痫。

2. 偏身感觉障碍 大脑皮质感觉中枢的破坏性病变，产生对侧偏身感觉障碍。由于皮质感觉区分布广泛，感觉障碍通常可能只累及对侧身体的某一部分，即单肢感觉障碍。该型感觉障碍以上肢比下肢重、远端重于近端部位为特征，且上肢的尺侧与下肢的外侧通常比较明显。

3. 感觉忽略　当检查者对患者的两侧肢体相应部位给予触觉或痛觉刺激时，患者只能感知健侧肢体的刺激；或同时对患侧面部和肢体远端进行触觉刺激，患者只能感知面部的刺激。

三、言语和吞咽障碍

(一) 失语症的临床表现

失语症的语言症状可表现为听、说、读、写等方面障碍。

1. 听理解障碍　指患者对口语的理解能力减低或丧失，包括语义理解障碍和语音辨识障碍。

2. 口语表达障碍　包括发音障碍、复述障碍、命名障碍、说话费力、错语、杂乱语、刻板语言、持续性语言、模仿语言和语法障碍等。

3. 阅读与朗读障碍　指患者不能朗读文字和/或不能理解文字的意义，包括形、音、义失读，形、音失读，形、义失读。

4. 书写障碍　指脑损害引起原有的书写功能受损或丧失，包括书写不能、镜像书写、惰性书写、象形书写、书写过多和错误语法等。

根据患者的流畅度、听理解能力和复述能力方面的语言表现，临床可分为 8 种失语症综合征，包括布罗卡失语（Broca 失语）、感觉性失语（Wernicke 失语）、传导性失语、经皮质运动性失语、经皮质感觉性失语、经皮质混合性失语、完全性失语和命名性失语。其他类型的失语包括皮质下失语、交叉性失语、儿童获得性失语、原发性进行性失语症、纯词聋和纯词哑等。

(二) 构音障碍的临床表现

构音障碍主要表现为完全不能说话、发声异常、构音异常、音调和音量异常和吐字不清。根据神经解剖和言语声学特点，运动性构音障碍可分为 6 种类型：痉挛型、迟缓型、失调型、运动过强型、运动过弱型、混合型。

(三) 吞咽障碍的临床表现

脑卒中后吞咽障碍的临床表现有流涎或食物从口中流出、食物在口腔内长时间停留不吞咽、鼻腔反流、进食后食物残留吞不干净、进食或喝水时呛咳、声音嘶哑、咀嚼困难、体重下降、发热等；会导致误吸、肺炎、营养不良、脱水等不良后果，因不能经口进食或佩戴鼻饲管容易引起心理与社会交往障碍。

四、认知功能障碍

(一) 定向力障碍

定向力是个体对时间、地点、人物等的自我察觉能力。定向力障碍表现为对时间、地点、人物等信息混淆不清，比如患者分不清白天与黑夜、不知道自己身处在医院、不认得亲朋好友等。

(二) 计算障碍

也称失算症，指数字符号认识和运用障碍。具体表现为计算力减退，以前能做的简单计算无法正确算出，对计算的运算符号失去敏感性，也不能在日常生活中正确运用计算能力，比如购物中无法准确计算商品的总价等。

（三）注意力障碍

注意力是最基本的认知功能之一，也是其他认知功能的基础。注意力障碍患者往往无法集中注意力或不能排除周边的干扰。注意力障碍分为以下五大类：

1. 集中性注意障碍　患者对简单的感觉刺激有反应，但不能提供感觉的细节，比如患者能注意到有人叫他名字，但无法描述对方的外貌特征。

2. 持续性注意障碍　患者无法长时间集中精力做一件事，注意力容易分散或中断，比如不能完整地看一部电影，无法持续听课。

3. 选择性注意障碍　患者不能有针对性地排除干扰，有目的地注意符合当前需要的刺激或信息，例如不能在地图上找出指定地点，无法在嘈杂的环境中与人交谈。

4. 交替性注意障碍　患者的注意力无法从一件事转移到另一件事，比如患者在听课中途去洗手间，回来后不能立即回到听课状态。

5. 分配性注意障碍　患者不能同时做两件事，比如不能边走路边与人交谈。

（四）记忆力障碍

记忆力障碍表现为记忆力减退，记不住刚刚、近期或远期发生的事情。记忆力障碍分以下三大类：

1. 瞬时记忆障碍　瞬时记忆也称感觉记忆，是指刺激作用于感觉器官所引起的短暂记忆，信息保留时间极短，最长 1～2 秒。瞬时记忆障碍临床常表现为感知觉障碍，详见本节"感知觉障碍"部分。

2. 短时记忆障碍　短时记忆是个体对刺激信息进行加工、编码、短暂保持和容量有限的记忆，可短暂储存（1 分钟内）信息。短时记忆障碍表现为无法记住短时发生的事情。

3. 长时记忆障碍　长时记忆指信息保留 1 分钟以上，甚至数日、数年、终生。长时记忆障碍根据储存信息类型，可分为语义记忆障碍、情景记忆障碍、程序性记忆障碍；根据储存信息发生时间，可分为前瞻性记忆障碍、回顾性记忆障碍。

（五）执行功能障碍

执行功能是高级认知功能，指个体运用知识来达到目的的能力，具体包括定势转换、反应抑制、工作记忆、词语流畅性四方面，是人类智力水平的高度概括。执行功能障碍患者对事物缺乏主动性，临床上以解决问题能力下降为主要特征。

（六）感知觉障碍

知觉是人类对作用于感觉器官的客观事物整体属性的综合反映，是人们认识客观事物的重要环节。例如橙子，我们不仅要知道它是黄色的、酸甜味道、摸起来有点硬，还要将其与其他物品区分，比如柠檬、柚子等。知觉以感觉为基础，但不等同于各种感觉信息的总和，要比感觉信息的叠加更复杂。感知觉障碍一般分为躯体构图障碍、视空间障碍、失认和失用4类。

五、结构异常

详见本章第二节中的"二、结构评定"。

六、活动受限

活动受限是指身体的活动能力或任何一部位的活动由于某些原因而受到限制，导致日常生活需要他人帮助或生活起居有护理上的依赖。活动受限的原因主要包括生理因素和心理因素。常见的生理因素有神经系统受损，这种损伤会严重甚至永久地改变人体的活动能力；脑梗死或脑出血所致的瘫痪常因运动神经元无法支配相应的肌肉而造成运动障碍，进而影响患者的日常生活活动能力。

活动受限包括三个层次：躯体活动受限，如弯腰、行走困难等；转移受限，如卧床、不能驱车、不能利用交通工具等；自我照顾能力下降，如不能自行梳洗、穿衣和进食等。脑卒中后功能损伤越严重，日常生活活动能力障碍越突出。常见的日常生活活动能力障碍表现为大小便控制、修饰、用厕、进食、床椅转移、行走、穿衣、上下楼梯、洗澡等方面的能力减退。

七、参与受限

参与受限指因为残损、活动受限或其他原因导致的个体参与社会活动的受限，影响和限制个体在社会中的交往，以致工作、学习、社交不能独立进行。通常包括人际交往和人际关系，主要生活领域、社区、社会和公民生活等方面的受限，可导致健康和功能状况恶化、独立性变差、社会孤独感、抑郁情绪、生存质量降低、生活满意度下降等一系列负面影响。

第四节　脑卒中康复治疗

脑卒中康复治疗的基本原则包括早期介入、循序渐进、个体化、医技护团队模式、强调患者主动性、重视健康教育等。近期目标主要有防治并发症，控制相关危险因素，做好二级预防，改善受损功能，提高日常生活活动能力。预期目标则视脑卒中患者的康复情况而定，总的目标是改善患者的功能障碍，提高其日常生活活动能力和社会参与能力，帮助其重返家庭、重返社会。

一、神经发育疗法
（一）博巴斯技术

1.理论基础　博巴斯技术（Bobath技术）强调按照正常个体发育的顺序，利用正常感觉反馈输入，如自发性姿势反射和平衡反应来调节肌张力，诱发正常的运动反应输出，通过中枢神经系统重组运动输出以改善运动功能。在治疗顺序上，先学习并掌握基本的姿势与运动模式，再逐渐转变为日常生活中复杂的功能性、技巧性动作。

2.治疗要点

（1）控制关键点：是博巴斯技术手法操作的核心，治疗者通过在关键点上的手法操作来抑制异常的姿势反射和肌张力，引出或促进正常的肌张力、姿势反射和平衡反应。

（2）反射性抑制：反射性抑制是一种抑制肌张力和姿势的有效方法，可以防止异常的感觉输入。

（3）调正反应：指当身体偏离正常姿势时，人体会自发性地出现恢复正常姿势的动作，即头部位置、头部对躯干位置、四肢对躯干位置等恢复正常的一系列反应，称为调正反应。

（4）平衡反应：指当人体突然受到外界刺激引起重心变化时，四肢和躯干出现一种自动运动，以恢复重心到原有稳定状态。

（5）感觉刺激：包括加压或负重、放置、保持与轻推等。

（二）布伦斯特伦技术（Brunnstrom技术）

1. 理论基础　Brunnstrom认为联合反应和共同运动是脑损伤后，运动功能正常恢复过程中的一部分，应予以利用而不是抑制。其治疗理念是早期利用一切手段引出肢体的运动反应，并利用共同运动、联合反应等各种运动模式，再从异常模式中引导、分离出正常的运动成分，最终脱离异常的运动模式，逐渐向正常的、功能性模式过渡。

2. 治疗要点

（1）Ⅰ～Ⅲ期治疗要点：利用躯干肌的活动，通过对健侧肢体的活动施加阻力，引起患侧肢体的联合反应或共同运动，以及姿势反射等，提高患侧肢体的肌张力和肌力，促使肩胛带和骨盆带的功能部分恢复；学会随意控制屈、伸共同运动，促进伸肘和屈膝、伸腕和踝背伸，诱发手指的抓握，并将屈伸共同运动与功能活动和日常生活活动结合起来，需注意防止过度痉挛。

（2）Ⅳ～Ⅵ期治疗要点：促进上下肢共同运动模式下的随意运动，以及手的功能性活动，进一步脱离共同运动，增强手部精细功能和身体协调能力，进而恢复肢体的独立运动能力。

（三）鲁德技术

1. 理论基础　鲁德技术（Rood技术）又称多重感觉刺激疗法，其基本原理是在皮肤的特定区域利用不同的感觉刺激，促进或抑制该区域的皮肤感受器对刺激的反应，从而诱发出高级的运动模式。鲁德技术的特点包括利用多种感觉刺激运动的产生、利用个体发育规律促进运动的控制、利用个体发育模式诱发动作的产生、利用运动控制的发育模式促进平衡协调的调整等。

2. 治疗要点

（1）弛缓性瘫痪：对于弛缓性瘫痪，应采取快速、较强的刺激以诱发肌肉的运动，常用方法如下：

1）快速刷擦：在关键性的肌肉或主动肌群的皮肤区域上快速刷擦。

2）整体运动：通过肢体的整体运动来促进肌无力部位收缩。

3）刺激骨端：适当地在骨端处敲打、快速冰敷和震动。

4）诱发肌肉收缩：固定肢体远端，在肢体近端施加压力和阻力来诱发深部肌肉的活动。

（2）痉挛性瘫痪：采取缓慢、较轻的刺激以抑制肌肉的异常运动，常用方法如下：

1）轻刷擦痉挛肌群的拮抗肌，以此来诱发关键肌肉的反应。

2）利用缓慢牵张来降低肌张力。

3）通过非抗阻性重复收缩来降低肌群的痉挛。

4）将患者放置在负重体位上，通过负重时的挤压和加压来促进姿势的稳定。

（四）本体促进技术

1. 理论基础　本体促进技术以正常的运动模式与运动发展为基础，强调整体运动而不是单一肌肉的活动。其特征是肢体和躯干的螺旋形和对角线的主动、被动、抗阻力运动，主张通过手的接触、语言指令、视觉引导等多种感觉刺激来影响运动模式。

2. 基本技术　包括节律性启动、动态逆转、稳定性逆转、重复、等张收缩组合、节律性稳定、收缩-放松、保持收缩-放松。

3. 基本原则与程序　包括手法接触、视觉刺激、语言刺激、牵拉、适当阻力、牵引挤压、扩散与强化、体位与身体力学、时序。

4.基本模式　根据运动模式的发生部位，可以分为上肢模式、下肢模式、颈部模式、骨盆模式。

二、运动再学习技术

(一)理论基础

1.概念　运动再学习技术（motor relearning programme，MRP）是把中枢神经系统损伤后运动功能的恢复训练视为一种再学习或再训练的过程。MRP由澳大利亚物理治疗师于20世纪80年代提出，如今广泛应用于脑卒中后的康复训练。

2.特点　MRP基于脑损伤后的可塑性和功能重组理论，以任务或功能为导向，强调患者主观参与和认知的同时限制不必要的肌肉活动，从而恢复运动功能。

(二)操作技术

在脑卒中康复训练中，常用的MRP包括上肢功能、从仰卧到床边坐起、坐位平衡、站起和坐下、站立平衡及步行等部分。

1.上肢功能　包括臂和手的基本运动成分。臂的主要功能是空间定位，以便操作，基本成分包括肩外展、肩前屈、肩后伸及肘关节屈曲和伸展。手的主要功能为抓握、放松及操作，基本成分包括：①拿起物体时，腕屈和伸；②伸腕时桡偏；③前臂旋后和旋前；④第一腕掌关节掌外展及旋转；⑤掌指关节的屈、伸并伴有指间关节的屈曲；⑥对指（各手指向拇指的屈曲及旋转）。

2.从仰卧到床边坐起　基本运动成分包括翻身和坐起两部分。

（1）从仰卧翻身至侧卧的运动成分：①颈屈曲及旋转；②髋、屈膝及足跟上提；③肩屈曲、肩胛带前伸；④躯干旋转。

（2）侧卧至床边坐起的运动成分：①颈部侧屈；②躯干侧屈；③下肢屈髋屈膝越过床沿；④外展并伸直，靠近床一侧臂支撑上半身坐起。

3.坐位平衡　基本要素：①双足平放于地面，双膝平行，与肩同宽；②体重均匀分布，双侧对称；③躯干伸直，双肩在双髋的正上方；④头位于双肩水平上中线位置。

4.站起和坐下

（1）站起的基本成分：①双足平放；②屈髋使躯干前倾，伴颈部和脊柱伸展；③双膝向前移动；④伸髋的同时伸膝，直到身体直立。

（2）坐下的基本成分：①屈髋使躯干前倾，伴颈部和脊柱伸展；②双膝向前移动；③屈膝慢慢坐下。

5.站立平衡　站立的基本成分：①躯干直立；②双足与肩同宽，对称平衡；③双髋位于双踝稍前方，双肩位于双髋正上方；④保持髋关节和膝关节伸展；⑤头平衡在水平的双肩上。站立平衡的基本成分包括预备性以及不断地进行姿势调整的能力。

6.步行

（1）站立期的基本运动成分：①髋关节保持伸展；②躯干和骨盆在水平面侧移（4～5cm）；③在足跟着地时，开始屈膝（约15°），紧接着伸膝，然后在足趾离地前再屈膝。

（2）摆动期的基本运动成分：①屈膝伴早期伸髋；②当足趾离地时，骨盆在水平面上向下侧倾斜（约5°）；③继续屈髋；④摆动腿的骨盆旋前（3°～4°）；⑤足跟着地前瞬间伸膝，同时踝背屈。

三、物理因子疗法

1.脑循环治疗　脑循环治疗仪是一种脑部电刺激仪器，将生物模拟技术和计算机技术结合，形成多电极、多频率的脉冲来刺激脑部，促进脑部血液循环，改善缺血缺氧状态，促进脑神经可塑性。

2.神经肌肉电刺激　神经肌肉电刺激通过低频电刺激，引起外周神经肌肉收缩，从而达到预防肌肉萎缩、维持肌肉收缩力及改善功能的作用。脑卒中后神经肌肉电刺激电极主要置于偏瘫侧肢体力量减退肌群，例如将电极置于偏瘫侧胫前肌，在步行时刺激胫前肌收缩产生踝背屈动作，改善足下垂。

3.经颅磁刺激（transcranial magnetic stimulation，TMS）　是一种利用脉冲磁场作用于大脑中枢神经系统，改变大脑皮质神经元的膜电位，使之产生感应电流，影响脑内代谢和神经电活动，从而引起一系列生理、生化反应的磁刺激技术。针对脑卒中后的运动、认知、语言、吞咽等功能障碍，TMS可通过不同的刺激参数、治疗靶点来实施治疗。

4.其他　经颅直流电刺激（transcranial direct current stimulation，tDCS）、经颅交流电刺激（transcranial alternating current stimulation，tACS）、经颅超声刺激（transcranial ultrasound stimulation，TUS）、深部脑刺激（deep brain stimulation，DBS）等神经调控手段是新兴的物理因子疗法。

四、作业治疗

根据患者的功能及目标，制订相应的作业治疗活动，提高患者的自理能力、生活质量，帮助患者早日回归家庭、回归社会。作业治疗主要包括上肢及手部运动功能训练、感觉功能训练、日常生活活动训练、辅助器具的应用、休闲娱乐活动等。

1.上肢及手部运动功能训练　为患者制订个性化的作业活动，增加患者的关节活动范围、肌力、耐力、平衡与协调能力。综合运用运动想象疗法、镜像疗法、任务导向性训练、限制-诱导运动疗法等方法，将这些方法与实际生活相结合，有利于调整异常的运动模式，建立正确的运动模式和神经网络，促进上肢及手功能的恢复。

2.感觉功能训练　可采用补偿性干预、脱敏技术、感觉再教育对患者进行感觉训练，改善上肢及手部运动控制协调能力。

3.日常生活活动训练　包括基础性日常生活活动（如修饰、用厕、转移、行走、穿衣、洗澡等）和工具性日常生活活动（如购物、服药、家务处理、理财等）。应尽早进行日常生活活动训练，最好是在日常生活环境下进行练习。在进行训练时需要考虑患者坐位、站位平衡功能，也可以利用辅助器具帮助患者最大限度地恢复自理能力。

4.辅助器具的应用　包括自助具、助行器、轮椅、矫形器等，充分发挥已有的功能，帮助患者适应日常生活及职业需求。

5.休闲娱乐活动　根据患者的兴趣爱好，设计适合患者的休闲娱乐活动（如绘画、书法、音乐、园艺、游戏、体育活动等），增强肌力，提高上肢及手部的灵活性、协调性，改善患者的心理状态，增加社会参与性。

五、言语和吞咽治疗

（一）失语症治疗

1.语言功能训练　指针对语言能力的训练，包括听理解训练、言语表达训练、阅读理解训练、朗读训练和书写训练等。训练方法包括许尔失语症刺激疗法（Schuell aphasic stimulation approach）、强制性诱导失语症治疗（constraint-induced aphasia therapy，CIAT）、词联导航训练法、阻断去除法、程序学习法、功能重组法、旋律语调疗法和计算机辅助训练疗法等。

2. 交流能力训练　指改善患者日常生活交流能力的训练，包括交流效果促进疗法（promoting aphasics communication effectiveness，PACE）、小组训练、代偿手段或辅助交流技术的应用，如手势训练、交流板或交流册训练、画图表达、使用辅助与替代沟通系统（augmentative and alternative communication，AAC）等。

3. 家庭指导和环境调整训练　指通过使用交流策略，进行家庭指导和环境调整，提高患者与他人的沟通效率，包括教患者实用的交流技巧来提高沟通效果。对家属进行宣教，指导家属与患者进行有效沟通，调整家庭成员间的人际关系，创建良好的语言交流氛围等。

4. 言语相关功能及综合能力训练　包括口颜面运动训练、注意力训练、数概念认知、计算训练和积木组合等。

（二）构音障碍治疗

1. 轻度至中度构音障碍治疗　对于轻度患者，以语调训练及会话训练为主；对于中度患者，以呼吸、舌、唇、软腭训练及发音训练为主。构音训练一般遵循由易到难的原则，包括松弛训练、呼吸训练、口颜面构音器官运动训练、发音训练、减慢言语速度、辨音训练、利用患者的视觉途径进行训练、克服鼻音化训练、克服费力音训练、克服气息音训练和音量训练等。

2. 重度构音障碍治疗　处于急性期的重度构音障碍患者，采用言语辅助装置确保进行交流的同时，利用手法辅助进行呼吸和构音训练；对于病程长、病情重并已形成后遗症或病情逐渐加重的退行性病变的患者，可采用增强交替交流促进疗法（augmentative and alternative communication system，AACS）以保证交流。AACS包括图片板、词板和句子结构板等，经训练后，患者可通过交流板表达各种意思。

（三）吞咽障碍治疗

吞咽障碍治疗包括营养管理、行为治疗、直接摄食训练、周围或中枢神经调控技术、药物治疗及手术治疗等。营养管理是吞咽障碍患者需要首先解决的问题，包括营养给予方式、给予的量和膳食合理搭配等内容。行为治疗常用口腔感觉训练、口腔运动训练、气道保护方法、球囊扩张术、吞咽说话瓣膜的应用及针刺治疗等。直接摄食训练时需考虑食物和吞咽姿势的调整、代偿方法的应用、进食工具的选择及环境改造等。低频电刺激疗法、表面肌电生物反馈疗法、重复经颅磁刺激和经颅直流电刺激是常用的神经调控干预措施。

六、康复辅助器具

辅助技术（assistive technology，AT）指用来帮助残疾人、老年人进行功能代偿，以促进其独立生活并充分发挥他们潜力的多种技术、服务和系统的总称。辅助技术在现代康复中发挥越来越重要的作用，对于一些不可逆的损伤，辅助技术可提高服务对象的行动能力，促进其参与社会和重返社会。对脑卒中患者而言，常用的康复辅助器具主要包括自助具、矫形器、助行器、轮椅等。

1. 自助具

（1）进食类自助具：如叉、匙、筷子类自助具，碟盘、碗和杯子类自助具。

（2）穿衣类自助具：如穿衣棒，系扣器，穿袜、穿鞋自助具等。

（3）梳洗修饰类自助具：如带延长手柄并弯曲的梳子、有底座的指甲刀等。

（4）如厕、入浴类自助具：如助起式便器、长柄刷等。

（5）阅读书写类自助具：如翻页器、打字自助器、阅读架等。

（6）通信交流类自助具：如带"C"形夹的电话、由盘管支撑的话筒。

（7）厨房用自助具：如特制切菜板、锅柄固定器等。

2. 矫形器

（1）上肢矫形器：如手矫形器、腕手矫形器、肘腕手矫形器、肩肘腕手矫形器等。

（2）下肢矫形器：如髋矫形器、膝矫形器、踝-足矫形器、髋-膝-踝-足矫形器等。

（3）脊柱矫形器：如颈矫形器、胸腰矫形器、腰骶矫形器等。

3. 助行器

（1）杖类助行器：如手杖、肘杖、前臂支撑拐、腋拐、多脚拐杖、带座拐杖等。

（2）助行架：如标准型助行架、轮式助行架、助行椅、助行台等。

4. 轮椅　包括标准轮椅、电动轮椅、俯卧式轮椅、坐立两用轮椅、单侧驱动式轮椅、上厕所专用轮椅等。

七、心理治疗

脑卒中后抑郁、焦虑是常见的情感障碍，主要表现为情绪低落、容易疲劳、对事物不感兴趣、紧张不安、失眠等，不仅影响患者的康复进程，同时也影响患者与家庭的正常社会功能。因此，我们可以采用药物治疗和非药物的心理治疗对患者进行心理干预。非药物的心理康复治疗包括支持性心理治疗（鼓励、安慰、劝解、疏导等）、运动疗法、文体疗法、音乐疗法、认知疗法、行为疗法、生物反馈疗法等。

八、药物治疗

对缺血性脑卒中而言，尽快恢复脑血流是急性期治疗的关键。目前，临床上治疗急性缺血性脑卒中的药物包括溶栓药物、他汀类药物、抗血小板药物、改善脑血液循环的药物、神经保护剂等。静脉溶栓是目前最主要的恢复血流措施，静脉溶栓药物包括阿替普酶、尿激酶和替奈普酶等。对于未溶栓治疗者，应尽早开始使用阿司匹林、氯吡格雷等抗血小板药治疗。对于溶栓治疗者，抗血小板药应在溶栓24小时后开始使用。发病后应尽早对动脉粥样硬化性脑梗死患者使用他汀类药物。同时，对于合并高血压、糖尿病等疾病的患者，应选择相应药物控制好血压、血糖。另外，改善脑血液循环的药物如丁基苯酞、神经保护剂如依达拉奉等药物也是重要的辅助治疗手段。

对出血性脑卒中而言，应积极控制好血压、血糖。重组人凝血Ⅷ因子、氨甲环酸等止血药的临床疗效及长期获益不确定，不推荐常规使用。对于溶栓相关性脑出血，有条件者可应用相应拮抗药物。颅内压增高需脱水降压治疗时，可予甘露醇、高渗盐水静脉滴注，必要时可应用呋塞米和／或白蛋白，使用过程中注意监测心、肾功能及电解质情况。

九、中医康复治疗

中医技术治疗脑卒中的理论基础包括治病求本、扶正祛邪、调整阴阳、标本缓急、三因制宜等。常用中医技术包括针刺、灸法、推拿、传统运动疗法、中药等。

十、康复护理

1. 康复护理原则　选择早期合理康复护理时机，制订动态康复护理计划，并提供个体化护理措施，进行动态阶段化护理措施评价。需与日常生活活动能力和健康教育相结合，鼓励患者及家属主动参与和配合，积极预防并发症，做好脑卒中的二级预防。

2. 康复护理目标　预防并发症和废用综合征的发生，增强残余功能，协助患者接受并适应残疾后生活，并最大可能地增加日常生活活动能力，帮助其回归家庭和社会。重视二级预防和慢性病管理，防止脑卒中再发。脑卒中根据时间和疾病特点可分为 3 个时期，不同时期的康复护理内容和目标不同，具体如下：

（1）急性期 / 活动期：这一时期包括超早期、早期，即发病 72 小时内，又称脑卒中的一级康复期。急性期的护理重点是预防再发脑卒中和并发症，鼓励患者重新开始自理活动，并给予患者和家属精神支持。护理措施包括良肢位（又称抗痉挛位）摆放、肢体主被动活动、体位变更和转移、言语障碍护理、吞咽障碍护理、肩关节半脱位预防、深静脉血栓预防及二级预防等措施。

（2）恢复期 / 缓解期：包括急性后期及缓解期，即脑卒中的二级康复期。康复护理内容包括抗痉挛训练、坐位平衡及站立平衡训练、轮椅安全使用指导，辅助器具使用指导、预防并发症如预防深静脉血栓护理、预防跌倒、预防压疮、预防营养不良及脱水等，同时进行二级预防护理。

（3）后遗症期：即脑卒中的三级康复期。患者经过一段时间康复后，如果可以进行社区生活，功能恢复处于平台期，应让患者出院，进行家庭常规训练以维持功能。此阶段应根据患者的居住环境制订康复计划，对患者及家属进行宣教，使患者可在家进行常规锻炼和疾病管理以维持功能状态，防止并发症的发生。

十一、患者教育

1. 危险因素教育　脑卒中的相关危险因素分为不可干预危险因素和可干预危险因素。其中前者包括性别、年龄、种族及遗传因素等，后者包括高血压、糖尿病、高脂血症、不良生活方式等。对脑卒中的危险因素进行积极干预可以显著降低脑卒中发病率，减轻脑卒中的疾病负担。

2. 营养干预教育　脑卒中患者的膳食应种类多样化、营养合理化、食谱个体化、制作低盐低脂化，对于并发吞咽障碍的脑卒中患者，同时应注意食物的质量及性状易于进食。每日推荐摄入适量谷薯类，蔬菜、水果类，肉、禽、乳、蛋、鱼类，油脂类，豆类共五大类食品。

3. 日常生活注意事项　脑卒中患者需调整日常生活方式，应忌烟忌酒，保持良好体形，适量锻炼，保持科学的作息规律等。

第五节　脑卒中康复病案示范

一、病史摘要

【主诉】　右侧肢体乏力、言语不清 2 个月。

【现病史】　患者 2 个月前无明显诱因出现右侧肢体乏力，表现为右侧手指不能抓握，右下肢上下楼梯感乏力，当时尚可步行，同时伴有说话含糊不清，无意识障碍，无二便失禁，无明显头痛、头晕等症状。患者自行开车至当地医院就诊，查颅脑 MRA 示"左侧基底节及放射冠急性脑梗死"。遂以"脑梗死"收入神经内科住院治疗，患者入院后右侧肢体乏力逐渐加重，右侧上下肢均不能自行抬离床面，无法站立及步行。予抗血小板聚集、稳定斑块、营养神经、改善循环等治疗后，患者右侧肢体可在床面平移内收，但不能外展，言语表达仍不清晰，为求进一步康复治疗入康复科。患者自起病以来，精神、食欲及睡眠尚可，二便正常。

【既往史】 既往有糖尿病病史20余年，一直服用"二甲双胍、阿卡波糖"控制血糖，自诉血糖控制尚可。否认高血压、冠心病等病史，否认肝炎、结核等传染病病史，否认手术及外伤史，否认输血史，否认食物及药物过敏史，按计划预防接种。

【专科体格检查】 神志清楚，对答切题，言语欠清晰流利，理解力、定向力、记忆力、计算力未见明显异常。双侧额纹对称，右侧鼻唇沟变浅，伸舌右偏，露齿口角向左侧歪斜，鼓腮右侧口角漏气，软腭上抬可，悬雍垂居中，双侧咽反射存在。左侧肢体肌力正常，右上肢近端肌力1级，远端0级，右下肢近端肌力1级，远端0级。右上肢屈肘肌张力Ashworth 1级，余肢体肌张力正常。右侧肢体浅感觉减退。右侧肱二头肌、肱三头肌反射、桡骨膜反射亢进，右侧跟腱反射、膝反射活跃，左侧正常。右侧踝阵挛阳性，髌阵挛阴性。右侧Babinski征、Chaddock征、Hoffman征、Rossolimo征阳性。功能状态：能独立完成向患侧翻身，辅助下完成向健侧翻身，中等量帮助下完成卧坐转移、床椅转移和坐站转移，无坐位平衡及站位平衡，ADL完全依赖。

【诊断】
1. 脑梗死（左侧基底节、放射冠，恢复期）
2. 脑动脉狭窄
3. 2型糖尿病
4. 右侧偏瘫
5. 言语障碍
6. 右侧偏身感觉障碍
7. ADL完全依赖
8. 社会参与障碍

二、康复评定
（一）运动功能方面评估结果

1. 肌力　右侧肢体肌力下降，右上肢近端肌力1级，远端0级，右下肢近端肌力1级，远端0级。

2. 肌张力　右上肢屈肘肌群肌张力升高，为改良的Ashworth 1级。

3. Fugl-Meyer运动功能评定　上肢总分：9分。存在问题：右上肢协调性差。

4. 平衡功能　坐位平衡功能下降，站立不能，运动耐力下降。

5. 日常生活活动能力评定：14分，日常生活重度依赖（床上活动4分，卧坐转移2分，床椅转移3分，坐站转移3分，平地行走0分，从地上捡起物体2分）。

（二）言语方面评估结果

1. 言语呼吸支持功能较差，导致说较长语句时存在气息不足和不自然中断的现象。

2. 患者言语时存在喉部肌群过度用力的不良发声方式，导致喉部紧张，说话费力，易疲劳。

3. 构音器官的主动运动幅度和力量减弱，言语时存在辅音和元音发音不准确现象。Frenchay

构音障碍评分：3分，提示重度构音障碍。

三、康复诊断

（一）功能障碍

1. 运动功能障碍　该患者主要存在的运动功能障碍有右侧偏瘫，右上肢屈肘肌张力增高。

2. 感觉功能障碍　该患者主要存在的感觉功能障碍有右侧肢体浅感觉减退。

3. 言语功能障碍　该患者主要存在的言语功能障碍有运动性构音障碍。

4. 平衡功能障碍　无坐位平衡及站位平衡。

（二）结构异常

该患者存在的结构异常有颅脑MRA：左侧基底节、内囊后肢急性脑梗死。脑血管造影：基底动脉起始段局部狭窄，大脑后动脉P2段局部狭窄，左侧脉络膜前动脉开口处狭窄。

（三）活动受限

该患者日常生活活动能力受限，表现为不能独自完成刷牙、洗脸、上下厕所、步行等。

（四）参与受限

该患者从事工程设计师工作，现已暂停工作，正常社会交流较前明显减少。

四、康复治疗

该患者的治疗原则为早期介入、综合实施、循序渐进、主动参与。

近期目标：上肢屈肘肌力由1级进展至2级，少量帮助下可穿脱开襟上衣；下肢屈髋肌力由1级进展至2级，卧坐转移由中等量帮助完成进展至独立完成；提高言语呼吸支持及协调功能，提高音量控制功能；提高舌肌主动运动幅度和灵活性，改善舌部肌肉力量及控制力。

远期目标：患者上下肢体近端肌力达3级，远端2级；坐位平衡达3级，辅助下可站立数分钟；日常生活活动能力由完全依赖进展为大部分依赖；构音障碍较前改善，说话清晰度较前改善。

1. 运动疗法　采用偏瘫肢体综合训练，包括上肢主动-被动关节活动训练、套筒训练、双手肩上举器训练、悬吊训练、卧坐转移训练，坐位平衡及站位平衡训练等，联合上下肢机器人训练等。

2. 物理因子疗法　采用偏瘫侧肢体功能性电刺激、磁疗法、脑电生物反馈疗法、口颜面电刺激、经颅磁刺激、经颅直流电刺激等。

3. 作业治疗　进行使用餐具进食、洗澡、刷牙、洗脸、梳头、理发、刮胡须/化妆、用厕等日常生活活动训练，手功能训练，诱发近远端肌力出现等。

4. 言语治疗　进行"a""i""u"等发音训练，练习舌头快速伸缩运动，同时轻轻发"t"音。加强口腔操训练、构音训练和朗读训练等。

5. 康复辅助器具　适当运用下肢矫形器矫正患者足内翻及下垂情况，辅助站立及行走。

6. 心理治疗　康复治疗复查中时常安慰、鼓励患者，增强患者信心。

7. 药物治疗　给予营养神经、改善循环、调节血糖、调节血脂、稳定斑块等药物治疗。

8. 康复护理　做好体位管理与糖尿病饮食宣教。

（胡昔权　刘远文）

第三章

颅脑损伤康复

学习要求：

1. 掌握颅脑损伤康复评定和康复治疗的内容。

2. 熟悉颅脑损伤的分类和常见并发症。

3. 了解颅脑损伤的流行病学特征和病理生理。

学习思考：

1. 颅脑损伤康复评定的内容与方法有哪些？

2. 颅脑损伤康复治疗的方法有哪些？治疗关键问题是什么？

3. 颅脑损伤常见的并发症包括哪些？请简述如何处理。

第一节　颅脑损伤概述

颅脑损伤（traumatic brain injury，TBI）又称脑外伤，是指外力作用于头部，导致头皮、颅骨、脑膜、脑血管和脑组织发生机械性损伤，从而引起暂时性或永久性运动、感觉、认知、言语、吞咽、精神心理等多种功能障碍，严重者表现为持续意识障碍，甚至死亡。颅脑损伤可分为原发性脑损伤和继发性脑损伤。原发性脑损伤是指外力作用于头部时立即发生的脑损伤，是撞击的剪切力对脑实质的直接破坏，在损伤后立即发生。继发性脑损伤是指受伤一定时间之后，在原发性损伤基础上出现的病变，如缺血和兴奋性细胞毒损伤、继发性脑肿胀、继发性轴索损伤、继发性炎症反应和退行性变化。

在全球范围内，每年约有 5000 万人遭受 TBI；在我国，近期暂无全国性 TBI 流行病学调查结果，但是在 20 世纪 80 年代，国内部分地区的流行病学调查提示 TBI 的年发生率为（55.4~64.1）/10 万。在 TBI 死亡率方面，2013 年我国约为 12.99/10 万。TBI 常见的危险因素包括道路交通事故、坠落、暴力、运动损伤、工矿事故和自然灾害等，不同年龄阶段损伤因素的占比有所不同。例如，青壮年 TBI 多见于交通事故、工矿事故和高处坠落，而老年人则多见于跌倒。虽然在 TBI 的预防和救治方面取得了较大的进展，但是其带来的较高致残率和致死率，仍然会给家庭和社会造成巨大负担。常见的 TBI 包括脑震荡（concussion）、脑挫伤（cerebral contusion）、弥漫性轴索损伤（diffuse axonal injury，DAI）、脑干损伤、下丘脑损伤、颅内血肿、蛛网膜下腔出血（subarachnoid hemorrhage，SAH）。

一、临床表现

不同的 TBI 诊断，有不同的临床表现。一些共性的临床表现包括患者伤后可立即发生意识障碍，表现为昏迷或者神志恍惚，持续时间因损伤严重程度不同而不等，如脑震荡患者意识障碍持续时间一般不超过半小时；而脑挫伤患者的意识障碍可为数分钟、数日、数月乃至更长时间，维持时间与脑损伤程度相关；在弥漫性轴索损伤的患者中，意识障碍持续时间更长。此外，TBI后患者也常有逆行性遗忘，不能记忆伤时或伤前的情况。部分患者可能伴有自主神经和脑干功能紊乱，受伤当时立即出现头晕、头痛、呕吐、皮肤苍白、出冷汗、瞳孔改变、血压下降、脉搏微弱及体温降低等。头晕可因震动或体位变换而加剧。持续加剧的头痛常表示病情恶化。根据损伤的部位不同，表现为不同的神经症状，如运动功能障碍或言语功能障碍。此外，TBI患者也常有情绪不稳定，表现为烦躁、谵妄、激动、欣快、痴呆、忧郁、恐惧等。

二、功能障碍

根据TBI的严重程度和类型不同，存在不同的功能障碍。TBI后常见的功能障碍包括意识障碍、运动障碍、感觉障碍、认知障碍、吞咽障碍、言语和语言障碍、行为障碍和情感障碍等。

三、并发症

TBI后常见的并发症包括坠积性肺炎、外伤后癫痫、痉挛、静脉血栓栓塞性疾病、异位骨化、神经内分泌功能紊乱、压疮、阵发性交感神经过度兴奋综合征等。

1. 坠积性肺炎　重度TBI患者早期合并意识障碍，导致卧床时间长，咳嗽反射和吞咽反射明显减弱，误吸风险高，支气管黏膜-纤毛清除能力下降，气道内分泌物不易排出。同时，肺受重力作用的影响，会产生肺淤血、肺水肿，使侵入肺的致病菌易于繁殖，形成坠积性肺炎。CT表现为双肺底和双肺下叶不规则片状密度增高，边缘模糊，密度不均。加强痰液引流、防止误吸、保持口腔清洁等有助于减少坠积性肺炎的发生。

2. 外伤后癫痫（post-traumatic epilepsy，PTE）　TBI导致外伤后癫痫反复发作，可分为部分性发作和大发作。其发病率根据创伤严重程度和危险因素不同，差异较大。可根据患者临床表现和脑电图检查明确诊断，并根据癫痫的类型选择不同的抗癫痫药物，如部分性发作倾向于选择卡马西平，全身性大发作更倾向于选择丙戊酸钠。

3. 痉挛　表现为速度依赖性的牵张反射亢进，最常见的为上肢屈肌模式和下肢伸肌模式。治疗包括牵伸训练、药物治疗（口服药物和局部注射）和手术治疗。牵伸训练是治疗的基础，抗痉挛的口服药物由于会对认知产生一定影响，使用时需要考虑该因素。局部注射包括肉毒毒素注射和神经溶解剂注射，根据治疗目的的不同可选择不同的注射介质。手术治疗一般不常用，但在特定患者中由于特殊的治疗目的也可以选择。

4. 静脉血栓栓塞性疾病　包括深静脉血栓和肺栓塞，其发生与静脉血流滞缓、静脉壁损伤和血液高凝状态有关。可根据患者的危险程度分级对其进行预防，包括低分子量肝素皮下注射或间歇性充气压力泵治疗。

5. 异位骨化　在骨骼以外的软组织内形成成熟的板层骨，是TBI中常见的并发症。常表现为疼痛和关节活动范围下降，髋关节是最常受累的关节。碱性磷酸酶可能升高，但特异性不高。双膦酸盐类和非甾体抗炎药（NSAID）（尤其是吲哚美辛）可用于早期异位骨化的治疗，并预防术后复发，但疗效未得到确切证实。

6. 神经内分泌功能紊乱　TBI后最常见的垂体前叶激素障碍包括生长激素和促性腺激素缺乏，其次是促肾上腺皮质激素和促甲状腺激素异常；最常见的垂体后叶激素障碍是尿崩症。神经内分泌功能紊乱会导致无力、疲劳、认知障碍、体力下降和抑郁。可进行激素检查以明确诊断，必要时进行激素替代。

7.压疮 压疮是指局部皮肤长时间受压或者受到摩擦力与剪切力的作用后，受力部位出现血液循环障碍而引起局部皮肤和皮下组织缺血、坏死的一类并发症。TBI 患者因为长时间卧床，容易在骶尾部、足跟、股骨大粗隆、枕外隆凸及坐骨结节等骨性突起处发生压疮。对于 TBI 患者，应该定期改变体位，对易感皮肤进行定期皮肤检查与护理。

8.阵发性交感神经过度兴奋综合征 在重度 TBI 患者中阵发性交感神经过度兴奋综合征的发生率约为 10%，其特征是发作性高血压、心动过速、呼吸过速、过热、出汗、肌张力增加和严重程度不一的肌张力障碍姿势，这些症状往往由外部刺激所诱发。

第二节 颅脑损伤康复评定

一、功能评定

1.意识水平 对于急性期的 TBI 患者，国际上普遍采用格拉斯哥昏迷量表（Glasgow coma scale，GCS）来判断其意识水平和受损严重程度。而对于后期的 TBI 患者，主要通过改良昏迷恢复量表（coma recovery scale-revised，CRS-R）进行评定，鉴别患者为植物状态/无反应觉醒综合征（vegetative state/unresponsive wakefulness syndrome，VS/UWS）抑或微意识状态（minimally conscious state，MCS）。

2.运动功能 运动功能评定包括对肌力、肌张力、上肢运动功能和步行能力等进行评价。常用的量表包括徒手肌力评定、Fugl-Meyer 运动功能评定量表、改良 Ashworth 量表、Wolf 运动功能量表和 10m 步行测试等。

3.感觉功能 感觉功能评定包括浅感觉评定、深感觉评定和复合感觉评定。浅感觉评定包括痛觉、触觉和温度觉评定，可应用大头针、棉签和装有冷热水的容器分别进行评定。深感觉评定包括运动觉、位置觉和振动觉评定。复合感觉评定则包括皮肤定位觉、两点分辨觉、实体觉和体表图形觉评定。

4.言语和语言功能 可应用改良 Frenchay 构音障碍评定表对构音功能进行评定，并判断构音障碍严重程度。可应用西方失语症成套测验（WAB）和汉语失语成套测验（ABC）评定失语症类型及严重程度。

5.认知功能 主要涉及记忆、注意、理解、思维和推理等，属于大脑皮质的高级活动范畴。TBI 后若造成大脑皮质广泛受损，可能导致多个认知域受损。一般应用简易精神状态检查（MMSE）和蒙特利尔认知评估（MoCA）量表进行筛查。在明确了患者受影响的认知域之后，通过成套认知测试进行特异性评估，分别对记忆力、注意力、思维推理能力和执行能力进行评估。TBI 患者常用的成套测试包括韦氏成人智力量表（WAIS）、神经行为认知状态检查（NCSE）、洛文斯坦因作业疗法认知评定（LOTCA）等。通过成套认知测试可了解 TBI 患者在定向、命名、失认、失用、单侧忽略、视空间组织、推理能力、思维运作、注意力等方面的能力。

6.吞咽功能 先用饮水试验进行吞咽障碍的筛查，筛查阳性者进一步行吞咽造影录像检查和吞咽纤维内镜检查。

二、结构评定

不同类型 TBI 患者的影像学表现不同，急性期 TBI 患者首选 CT 进行评价。对于脑震荡患者，CT 检查颅内一般无异常发现；对于脑挫伤患者，CT 能清楚地显示脑挫伤的部位、范围和程度。对于弥漫性轴索损伤，CT 一般呈如下表现：两侧大脑半球呈弥漫性肿胀，脑白质水肿，灰白质界限不清，部分患者脑干体积增大；脑室、脑池被压缩，蛛网膜下腔及脑沟变浅或消失，但中线无明显移位，占位效应也很轻微；胼胝体、两侧大脑白质内、基底节区及脑干上部可出现点片状高密度出血灶（直径约 1cm）；个别患者脑室内有少量出血或硬脑膜下薄层出血。而磁共振成像（MRI）可显示两侧大脑半球白质、胼胝体、基底节区和脑干上端背外侧等区域多发性点、片状出血灶。脑干损伤患者的 CT 表现为脑干内点片状出血，表现为点片状高密度影，周围脑池狭窄或消失。下丘脑损伤者表现为 CT 和 MRI 可能发现下丘脑区域异常密度或信号影。颅内血肿的患者根据血肿部位不同表现为硬膜外血肿、硬膜下血肿和脑内血肿。X 线可以显示患者骨折部位。TBI 患者的心电图可表现为窦性心动过速，超声一般无异常表现。

三、日常生活活动能力评定

日常生活活动能力分为基础性日常生活活动能力和工具性日常生活活动能力。

1. 基础性日常生活活动能力评定　基础性日常生活活动（basic activity of daily living，BADL）是指患者在家中或医院里每日所需的基本运动和自理活动，包括生活自理活动和进行功能性移动两类活动。自理活动包括进餐、洗漱、如厕、穿衣等；功能性移动包括翻身、起床、行走、上下楼梯等。完成这些活动是达到回归家庭的必要条件。BADL 能力评定主要有 Barthel 指数（Barthel index，BI）和改良 Barthel 指数（modified Barthel index，MBI）。Barthel 指数评定较为简单，是目前临床应用最广、研究相对最多的一种日常生活活动能力评定方法。不仅能评定治疗前后的功能状况，也能在一定程度上预测治疗效果和预后。

2. 工具性日常生活活动能力评定　工具性日常生活活动（instrumental activity of daily living，IADL）是个人维持独立生活所必要的一些活动，包括使用电话、购物、做饭、理财、使用交通工具、处理突发事件及在社区环境中进行的日常活动等，通常需要借助一些工具才能完成，是个体维持个人自理、健康并获得社会支持及实现社会属性的活动。常用的评估量表包括功能活动问卷（functional activity questionnaire，FAQ）和快速残疾评定量表（rapid disability rating scale，RDRS）等。

四、参与评定

TBI 会对患者的工作、社会交往和休闲娱乐造成严重影响，表现为参与受限或严重受限。

第三节　颅脑损伤康复诊断

颅脑损伤康复诊断的基本表述模式如下所示。

一、意识水平

意识障碍可进一步分为植物状态、微弱意识状态和脱离微弱意识状态。

二、运动功能障碍

包括偏瘫、痉挛状态、平衡障碍、协调障碍。

三、感觉功能障碍

包括浅感觉障碍、深感觉障碍和复合感觉障碍。

四、言语和语言功能障碍

包括构音障碍和失语症。

五、结构异常

同结构评定内容，详见本章第二节"结构评定"部分。

六、活动受限

包括日常生活活动能力受限和工具性日常生活活动受限。

七、参与受限

包括对工作、社会交往及休闲娱乐的受限或严重受限。

第四节 颅脑损伤康复治疗

TBI 康复治疗的基本原则是早期介入、全面康复、循序渐进、个体化治疗和持之以恒。针对 TBI 急性期、稳定期和恢复期，制订相应的康复目标。系统的、规范的康复治疗及良好的家庭与社会支持有助于 TBI 患者恢复。

一、神经发育疗法

神经发育疗法主要针对 TBI 患者的姿势控制、肢体运动功能、平衡能力及各种转移能力进行训练。主要采用的治疗技术包括布伦斯特伦技术（Brunnstrom 技术）、鲁德技术（Rood 技术）、博巴斯技术（Bobath 技术）、本体促进技术（PNF）等。

二、物理因子疗法

在 TBI 患者的康复治疗中需要根据患者不同的功能障碍及并发症选择不同的物理因子疗法。常用的物理因子疗法包括热疗法、功能性电刺激、低频脉冲电疗法、超声波治疗、高频电疗法、磁疗法、光疗法、水疗法、经颅磁刺激、经颅直流电刺激等。在制订物理因子疗法处方时，需严格评估适应证和禁忌证。

三、作业治疗

在 TBI 患者的康复治疗中，作业治疗非常重要。作业治疗不仅包括记忆力、注意力等认知功能训练，也包括肢体功能、日常生活活动训练。TBI 患者可能同时存在心理、情绪、激越和运动等功能障碍，作业治疗可从身心两方面进一步改善患者的功能障碍，对 TBI 患者的功能恢复有重要的意义。

四、言语 - 语言治疗

TBI 患者常见的言语障碍和语言障碍包括构音障碍、言语失用和认知 - 语言水平上的障碍，这些患者的一般功能障碍较为严重，同时合并失语症和构音障碍，需要综合性的言语 -

语言治疗。

五、认知训练

TBI 患者常合并较为严重的认知功能障碍，从而在一定程度上阻碍康复训练产生最大化的效果，因此应尽早进行认知训练，并贯穿康复治疗的始终。认知训练应根据认知评定找到受影响的认知域，针对知觉、注意力、记忆力、执行能力、视觉空间分辨能力、思维及解决问题能力等进行训练。

六、药物治疗

与颅脑损伤并发症有关的药物治疗详见并发症部分。针对意识障碍的药物治疗，首先需要取消不必要的药物，如甲氧氯普胺、镇痛药等，在必要的时候需要选用对认知和神经恢复副作用最小的药物。可应用多巴胺激动剂（如金刚烷胺、溴隐亭）、乙酰胆碱酯酶抑制剂和抗抑郁药等促进其意识水平恢复。

七、中医康复治疗

针灸能够改善大脑皮质的血液循环和脑组织的摄氧代谢能力，减轻脑水肿，保护损伤的脑组织。在 TBI 患者中，针灸治疗可用于促醒，改善认知、言语、吞咽、运动等多种功能障碍。临床较常用的有体针、头针、电针及耳针。

第五节　颅脑损伤康复病案示范

一、病史摘要

【主诉】　颅脑损伤后意识不清 4 个月。

【现病史】　患者 4 个月前骑摩托车与小轿车发生车祸，倒地后口鼻出血、四肢活动不利，立即被送至当地医院。入院后患者昏迷、小便失禁，右侧瞳孔散大、对光反射消失。急诊查 CT 示"右侧颞叶脑挫伤，右侧额颞枕部硬膜下急性血肿，右上颌窦前壁及外侧壁骨折，右侧上颌窦积液，两肺挫伤，肝胆脾胰腺＋中下腹部未见病变"，诊断为"闭合性颅脑损伤特重型"，予以"右侧额颞部硬膜下血肿清除＋颞叶脑挫伤血肿清除＋去骨瓣减压术＋气管切开术"手术治疗；术后予以气管插管呼吸机辅助呼吸，予补液、止血、头孢曲松抗感染、预防破伤风、抑酸预防应激性溃疡等内科综合治疗。22 天后，患者生命体征稳定转至康复医院，继续予以脱水降颅内压、营养神经、改善微循环、抗感染等对症支持治疗后，患者症状无明显好转。3 个月后患者在全身麻醉下行"颅骨成形术"，术后复查颅脑 CT 提示出现脑室系统扩大。后在全身麻醉下行"脑室 - 腹腔分流术"，术后予以护胃、预防癫痫等治疗，患者病情趋于稳定并出院。患者目前神志模糊，GCS 评分为 4 分 -T-3 分，气管切开状态，四肢肌张力高，间歇性出现心率增高伴大汗，留置鼻胃管，为进一步康复诊疗，门诊以"颅脑损伤术后"收住入院。

【既往史】　既往体健。

【并存疾病】　包括肺炎、脑积水、阵发性交感神经过度兴奋综合征、痉挛状态。

【专科体格检查】　自主睁眼，有视物追踪，对声音刺激有眨眼反应，疼痛刺激有回撤屈曲，疼痛定位不准确。气管切开状态，金属套管。四肢肌张力高。其余检查皆无法配合。

【诊断】

1. 颅脑损伤术后（定位：右侧颞叶脑挫伤，右侧额颞枕部硬膜下血肿。定性：颅脑损伤。）

2. 意识障碍

3. 肺炎

4. 颅骨成形术后

5. 脑室 - 腹腔分流术后

6. 脑积水

7. 痉挛状态

8. 阵发性交感神经过度兴奋综合征

9. 应激性溃疡伴出血

10. 肋骨骨折

11. 肩胛骨骨折

12. 肺挫伤

二、康复评定

1. 意识水平　应用 CRS-R 进行评估，听觉评分 1 分，视觉评分 3 分，运动评分 2 分，言语评分 0 分，交流评分 0 分，唤醒度 2 分，总分 8 分，为微意识状态。

2. 言语功能和构音功能　该患者为气管切开状态，无法完成言语功能和构音功能评定。

3. 认知功能　该患者为意识障碍，无法完成认知功能评定。

4. 吞咽功能　该患者染料测试阴性。

5. 运动功能　该患者肌力、上肢运动功能和步行能力检查无法完成，改良 Ashworth 分级左屈肘 3 级，左指浅屈肌、指深屈肌和拇长屈肌 2 级，左踝阵挛（+），非疲劳性阵挛。

6. 感觉功能　该患者无法配合感觉功能检查。

三、康复诊断

1. 意识水平　微意识状态。

2. 言语和构音功能障碍　言语障碍、构音障碍。

3. 运动功能障碍　左侧偏瘫，左侧痉挛状态。

4. 结构异常　颅脑损伤术后改变，右侧硬膜下少量积血，双侧额叶、右侧颞叶陈旧性病灶，脑室 - 腹腔分流术后，脑室系统扩大。

5. 活动受限　日常生活活动能力极严重缺陷。

6. 参与受限　工作、社会交往及休闲娱乐严重受限。

四、康复治疗

该患者的康复目标为拔除气管切开套管和进一步促进意识水平和内容恢复。

1. 神经发育疗法　应用本体促进技术改善患者头部控制，针对患者存在的四肢活动不利伴肢体肌张力增高，予强化四肢被动牵伸训练。

2. 物理因子疗法　予低频电刺激预防四肢肌肉萎缩，予迷走神经电刺激调节患者自主神经系统状态。

3. 作业治疗　该患者的作业治疗主要以促进意识水平进一步恢复为目标，增加多感觉输入信息，包括听觉、视觉、嗅觉、味觉、触觉和体位刺激在内的鲁德技术（多重感觉刺激疗法）。例如，可嘱患者家属呼唤患者的姓名，根据患者既往的兴趣爱好选择图片或者视频进行视觉信息刺激，可选择具有刺激性气味或味道的物体增加嗅觉和味觉输入，可利用电动站立床改变患者的体位，增加足底本体感觉的输入。

4. 药物治疗　在药物治疗上，首先去除可能影响患者意识水平恢复的药物。由于该患者存在四肢肌张力增高，在进行了局部肉毒毒素注射后，逐渐停用了巴氯芬；针对患者存在的肺部感染，根据痰培养和药敏结果，强化了抗感染治疗；在促进意识水平恢复上，增加了唑吡坦、多巴丝肼和金刚烷胺进一步改善患者意识水平。

5. 中医康复治疗　针对该患者存在的四肢运动功能障碍和意识障碍，予针灸治疗进一步改善。

（吴　毅）

第四章

多发性硬化康复

学习要求：

1. 掌握多发性硬化功能障碍、康复评定的内容和方法。

2. 熟悉多发性硬化定义、临床表现及康复治疗的原则和方法。

学习思考：

1. 多发性硬化的功能障碍有哪些？

2. 多发性硬化康复评定的内容与方法有哪些？

3. 多发性硬化康复治疗的原则是什么？方法有哪些？

第一节　多发性硬化概述

多发性硬化（multiple sclerosis，MS）是一种免疫介导的中枢神经系统慢性炎性脱髓鞘性疾病。起病方式以亚急性起病多见，急性和隐匿起病仅见于少数病例，最常累及脑室周围、近皮质、视神经、脊髓、脑干和小脑。主要临床特点为病灶的空间多发性（dissemination of lesions in space，DIS）和时间多发性（dissemination of lesions in time，DT）。

MS 的病因和发病机制尚不清楚，目前认为与病毒感染、自身免疫反应、遗传因素和环境因素等相关，最终导致中枢神经系统髓鞘脱失、少突胶质细胞损伤，部分可有轴突及神经元受损。

一、临床表现

起病年龄多在 20～40 岁，10 岁以下和 50 岁以上患者少见，男女患病之比约为 1∶2。以急性或亚急性起病多见，隐匿起病仅见于少数病例。绝大多数患者在临床上表现为空间和时间多发性，空间多发性是指病变部位的多发，时间多发性是指缓解 - 复发的病程。少数病例在整个病程中呈现单病灶征象。单相病程多见于以脊髓症状起病的缓慢进展型多发性硬化和临床少见的、病势凶险的急性多发性硬化。

美国多发性硬化协会于 1996 年根据病程将 MS 分为以下四种亚型（表 4-1）：复发缓解型 MS（relapsing-remitting MS，RR-MS）、继发进展型 MS（secondary progressive MS，SP-MS）、原发进展型 MS（primary progressive MS，PP-MS）和进展复发型 MS（progressive-relapsing MS，PR-MS）。

表 4-1　多发性硬化的临床分型

临床分型	临床表现
复发缓解型 MS	最常见，80%～85% 的 MS 患者最初表现为复发缓解病程，以神经系统症状急性加重，伴完全或不完全缓解为特征

41

临床分型	临床表现
继发进展型 MS	大约 50% 的复发缓解型 MS 患者在发病约 10 年后，残疾持续进展，无复发，或伴有复发和不完全缓解
原发进展型 MS	约占 10%，发病时残疾持续进展，且持续至少 1 年，无复发
进展复发型 MS	约占 5%，发病时残疾持续进展，伴有复发和不完全缓解

注：MS，多发性硬化。

二、功能障碍

由于多发性硬化患者大脑、脑干、小脑、脊髓可同时或相继受累，故其临床症状与体征多种多样。主要功能障碍表现为运动障碍、感觉障碍、视觉障碍、精神症状及认知障碍、自主神经功能障碍等方面。

三、合并症

多发性硬化可伴有周围神经损害和其他多种自身免疫性疾病，如风湿病、类风湿综合征、干燥综合征、重症肌无力等。多发性硬化合并其他自身免疫性疾病的机制是机体免疫调节障碍引起多个靶点受累的结果。

第二节　多发性硬化康复评定

一、功能评定

1985 年 MS 国际联盟协会制定的多发性硬化残疾简易记录对 MS 的功能障碍和个人能力障碍进行了详细评定，其中功能系统（functional systems，FS）包括锥体束功能、小脑系统功能、脑干系统功能、感觉系统功能、直肠和膀胱系统功能、视觉系统功能、大脑系统功能及其他系统，个人能力障碍采用 Kurtzke 扩展的残疾状态量表进行评定。

（一）锥体束功能

0 级：正常。

1 级：有异常体征但无残疾。

2 级：轻微残疾。

3 级：轻度双下肢轻瘫或偏轻瘫；重度单肢瘫。

4 级：较明显的双下肢轻瘫或偏轻瘫；重度四肢轻瘫；单肢瘫。

5 级：截瘫、偏瘫或较明显的四肢轻瘫。

6 级：四肢瘫。

（二）小脑系统功能

0 级：正常。

1 级：有异常体征但无残疾。

2 级：轻度共济失调。

3 级：中度躯干或肢体的共济失调。

4 级：四肢重度共济失调。

5 级：因共济失调不能完成协调运动。

（三）脑干系统功能

0 级：正常。

1 级：只有皮质盲、视觉失认。

2 级：中度眼球震颤或其他轻微残疾。

3 级：重度眼球震颤、明显的外眼肌力弱或其他脑神经中度残疾。

4 级：明显的构音障碍或其他重度残疾。

5 级：不能吞咽或说话。

（四）感觉系统功能

0 级：正常。

1 级：1 个或 2 个肢体振动觉减退。

2 级：1 个或 2 个肢体触觉、痛觉、位置觉轻度减退和中度振动觉减退；3~4 个肢体振动觉减退。

3 级：1 个或 2 个肢体中度触觉、痛觉、位置觉减退和振动觉消失；3~4 个肢体触觉、痛觉轻度减退和本体感觉中度减退。

4 级：1 个或 2 个肢体重度触觉、痛觉减退或本体感觉消失（可单独或多项感觉障碍）；2 个以上肢体中度痛觉、触觉减退或重度本体感觉减退。

5 级：1 个或 2 个肢体全部感觉缺失；头部以下身体大部分触觉、痛觉和本体感觉中度减退。

6 级：头部以下全部感觉缺失。

（五）直肠和膀胱系统功能

0 级：正常。

1 级：轻度排尿不尽、排尿紧迫或尿潴留。

2 级：中度排尿排便不尽、紧迫或潴留，偶有失禁。

3 级：频发尿失禁。

4 级：经常需要导尿。

5 级：膀胱功能缺失。

6 级：膀胱和直肠功能缺失。

（六）视觉系统功能（以下均为矫正视力）

0 级：正常。

1 级：矫正视力好于 20/30。

2 级：坏眼最大矫正视力为 20/30~20/59。

3 级：坏眼有大的盲点或中等程度的视野缺损，但其最大矫正视力为 20/60~20/99。

4 级：坏眼有重度视野缺损，最大矫正视力为 20/100~20/200；3 级及好眼最大矫正视力等于或小于 20/60。

5 级：坏眼最大矫正视力小于 20/200；4 级及好眼最大矫正视力等于或小于 20/60。

6 级：5 级及好眼最大矫正视力等于或小于 20/60。

（七）大脑系统功能

0 级：正常。

1 级：只有情绪变化，不影响扩展的残疾状态量表（EDSS）评分。

2 级：精神活动轻度降低。

3 级：精神活动中度降低。

4 级：精神活动明显降低（中度慢性脑综合征）。

5 级：痴呆或中度慢性脑综合征。

（八）其他系统

0 级：无症状。

1 级：任何 MS 的神经系统所见。

（九）个人能力（表 4-2）

表 4-2　扩展的残疾状态量表（EDSS）

评分	表现
0 分	神经系统检查正常（各 FS 均为 0 级；大脑系统可为 1 级）
1.0 分	无残疾，1 个 FS 可有轻微体征（除大脑系统可为 1 级，该 FS 为 1 级）
1.5 分	无残疾，1 个以上 FS 可有轻微体征（除大脑系统可为 1 级，受累 FS 为 1 级）
2.0 分	1 个 FS 有轻度残疾（受累 FS 为 2 级，其他 0~1 级）
2.5 分	2 个 FS 有轻度残疾（受累 FS 为 2 级，其他 0~1 级）
3.0 分	1 个 FS 有中度残疾（受累 FS 为 3 级，其他 0~1 级）；或 3~4 个 FS 有轻度残疾（受累 FS 为 2 级，其他 0~1 级），患者可独立步行
3.5 分	可独立走动但有 1 个 FS 中度残疾（受累 FS 为 3 级）和 1~2 个 FS 轻度残疾［受累 FS 为 2 级；或 2 个 FS 为 3 级；或 5 个 FS 为 2 级（其他 0~1 级）］
4.0 分	每日可独立行走 12 小时以上，1 个 FS 重度残疾（受累 FS 为 4 级，其他 0~1 级），或较轻的联合性损害，患者无须辅助可步行或步行 500m 则需休息
4.5 分	每日多数情况下可独立走动，可全天工作，在某些方面需要一定辅助，通常有 1 个 FS 重度残疾（受累 FS 为 4 级，其他 0~1 级），或较轻的联合性损害，患者无须辅助可步行或步行 300m 则需休息
5.0 分	无须辅助可走动或步行 200m 则需要休息，由于残疾，ADL 受限，1 个 FS 极重度残疾（受累 FS 为 5 级，其他 0~1 级），或较轻的联合性损害（受累 FS 为 4 级）
5.5 分	无须辅助可走动或步行 100m 则需要休息；由于残疾，ADL 全面严重受限（通常 1 个 FS 受累为 5 级，其他 0~1 级；或联合损害等级为 4 级）
6.0 分	步行时需间断地或一侧持续性地辅助（手杖、拐杖或支具），步行 100m 则需要或不需休息，通常有 2 个以上 FS 联合损害，等级为 3+ 级
6.5 分	经常需要两侧辅助（手杖、拐杖或支具）方可步行 20m（需休息或不需休息），通常有 2 个以上 FS 联合损害，等级为 3+ 级
7.0 分	辅助下只能步行 5m 以内，基本为轮椅生活，每日可独自驱动轮椅及移乘 12 小时以上（通常为联合性损害，1 个 FS 为 4+ 级；个别情况为锥体束系统单独损害，等级为 5 级）
7.5 分	只能移动几步，为轮椅生活，不能自己驱动轮椅，辅助下移乘，可能需要机动轮椅（通常为联合性损害，1 个 FS 为 4+ 级）
8.0 分	基本为床上、椅子或轮椅生活，每日大多时间在床上，生活可自理，可独自翻身起床，双上肢功能尚可（为联合性损害，多个系统损害等级均为 4+ 级）
8.5 分	每日多数时间卧床，上肢有一定功能，保留一定生活自理能力（为联合性损害、多个系统损害等级一般为 4+ 级）

续表

评分	表现
9.0 分	床上生活，能交流和进食，其他均需辅助（联合性损害，损害等级多数为 4+ 级）
9.5 分	完全辅助性床上生活，不能交流和吞咽（联合性损害，损害等级全部为 4+ 级）
10.0 分	死亡

注：FS，功能系统；ADL，日常生活活动。

二、结构评定

1. 脑脊液（cerebrospinal fluid，CSF）检查　脑脊液细胞可正常或轻度增高，主要为淋巴细胞；约 40%MS 病例 CSF 蛋白轻度增高。免疫球蛋白 G（IgG）鞘内合成增加，为 MS 临床诊断提供重要证据。IgG 指数是反映 IgG 鞘内合成的定量检测指标，约 70% 以上 MS 患者为阳性。CSF-IgG 寡克隆区带（oligoclonal bands，OB）是 IgG 鞘内合成的重要定性指标，95% 以上的 MS 患者可在脑脊液中检出，应同时检测 CSF 和血清，只有 CSF 中存在 OB 而血清缺如才支持 MS 诊断。

2. 电生理检查　电生理检查在发现亚临床症状方面具有一定敏感度，可协助早期诊断，同时可观察 MS 患者的病情变化，但对诊断无特异性。检查包括视觉诱发电位（visual evoked potential，VEP）、脑干听觉诱发电位（brainstem auditory evoked potential，BAEP）和躯体感觉诱发电位（somatosensory evoked potential，SEP），50%～90%MS 患者有一项或多项异常。

3. 影像学检查　MRI 是诊断多发性硬化最有效的辅助手段，明显优于 CT。侧脑室前角与后角周围、半卵圆中心及胼胝体可见大小不一类圆形的 T_1 低信号、T_2 高信号，或为融合斑，多位于侧脑室体部。脑干、小脑和脊髓可见斑点状不规则 T_1 低信号及 T_2 高信号斑块，病程长者多数可伴脑室系统扩张、脑沟增宽等脑白质萎缩征象。

三、日常生活活动能力评定

日常生活活动量表、工具性日常生活活动量表和 MS 生活影响量表（MSIS-29）等。

四、认知功能评定

1. 全面认知功能筛查量表　多发性硬化认知损害筛查测验（SEFCI）、简易精神状态检查（MMSE）等。

2. 记忆功能评定　Rey 听觉词语学习测验（AVLT）、韦氏记忆量表修订版（WMS-R）等。

五、社会能力评定

环境状态量表（ESS），社会经济学量表（SES）。

第三节　多发性硬化康复诊断

一、运动障碍

运动障碍一般下肢比上肢明显，以肢体无力最多见，可为偏瘫、截瘫或四肢瘫，其中以不对称瘫痪最常见。30%～40% 患者有不同程度的共济失调。

二、感觉障碍

感觉异常,浅感觉障碍表现为肢体、躯干或面部针刺感、烧灼感、触电感、麻木感、束带感。疼痛感可能与脊髓神经根部的脱髓鞘病灶有关,具有显著特征性,也可有深感觉障碍。

三、视觉障碍

视觉障碍常为急性视神经炎或球后视神经炎,多为急性起病的单眼视力下降,有时双眼同时受累。也可出现眼肌麻痹及复视。另外,眼球震颤也是本病的特征之一,多为水平性或水平加旋转。

四、精神症状及认知障碍

如抑郁、欣快、情绪不稳定、病理性哭笑等,或有注意力不集中、记忆力减退、反应迟钝、言语不流畅等。

五、自主神经功能障碍

膀胱功能障碍是 MS 患者的主要痛苦之一,如尿频、尿急、尿失禁、尿潴留等。也可出现便秘或便秘与腹泻交替出现、性欲减退,也可见半身多汗和流涎。

六、结构异常

脑脊液细胞可正常或轻度增高、IgG 鞘内合成增加及 CSF 中存在 OB 而血清缺如。

七、活动、参与受限

MS 患者本身及伴发症状长期迁延不愈,会给患者带来日常生活、家居活动、工作和社交等方面的问题。

第四节　多发性硬化康复治疗

急性期采取各种有效措施,维持和改善各种功能,减轻原发症状,预防并发症,减少或延缓功能残疾的发生;恢复期采取对症和支持治疗。在康复治疗中应以患者的功能需要为中心,进行运动功能、日常生活活动能力和职业相关能力的训练,最大限度地提高患者的生活质量。鼓励患者积极主动参与,加强心理疏导。多发性硬化常累及多个系统,症状表现多样且复杂,治疗前应在治疗小组的共同参与下,全面系统地评估后制订合理的康复治疗方案。

一、关节活动范围的维持

维持关节活动范围和防止畸形出现是早期康复治疗的重点之一,根据患者病情采取被动或主动运动的方法。

1. 被动运动　被动运动时选择舒适放松体位,运动顺序由近端到远端,固定肢体近端;动作缓慢柔和平稳有节律,避免冲击性运动和暴力;操作在无痛范围内进行,活动范围逐渐增加,以免损伤;增大关节活动范围的被动活动中可出现酸痛或轻微疼痛,但必须在可耐受范围，不应引起肌肉明显的痉挛或训练后持续疼痛；有感觉障碍的患者注意在适当范围内活动，防止发生组织损伤；从单关节开始逐渐过渡到多关节；对关节活动已受限、出现挛缩者可应用关节松动技术和牵伸技术；也可利用支具或矫形器使关节维持在理想的活动范围。

2. 主动运动　肌力 3 级以上者可在治疗师引导和辅助下采取主动运动方法，通常每一个动作重复 10～30 次，一套动作每日做 2～3 次，易疲劳者酌情减量。

二、肌力训练

可以采用抗阻运动和有氧耐力训练，训练的类型、强度和频率应根据患者具体的身体情况来决定。对于肌张力高的患者，注意避免抗阻训练以免诱发痉挛加重。另外，由于患者易疲劳和不耐热，运动期间应适时加入 1～5 分钟的休息，训练环境温度适中，避免使体温升高。

三、痉挛状态康复

痉挛是 MS 的主要症状之一，是上运动神经元损伤后脊髓和脑干反射亢进而导致的肌张力异常增高状态。痉挛状态可以限制患者活动，影响日常生活和护理，不利于运动疗法进行，伴有疼痛者甚至会影响睡眠、情绪和精神心理状态。因此，要在综合各方面因素的基础上选择物理治疗、作业治疗及药物治疗等。

四、改善疲乏

是 MS 常见症状之一，其特点为缺乏活力、精力不充沛、清晨醒来即感疲乏，可持续一整天，傍晚可缓解，或不可抗拒睡眠等。这种疲乏状态可随体力活动、高温度、高湿度而加重，休息后可恢复，被认为与脱髓鞘部位的传导障碍有关。治疗上首先注意充分休息、保证足够的睡眠；其次使用冷疗法可能有效，如在冷水池中训练或穿戴有制冷剂的衣服和帽子；最后是药物治疗，如金刚烷胺，剂量为 100～200mg，早晨服用。同时，职业治疗、心理干预及睡眠调节可能有一定作用。

五、震颤和共济失调康复

MS 患者因小脑受累而出现震颤和共济失调症状，给步行和日常生活带来极大不便。静止性震颤选用苯海索 2mg，每日 3 次，或左旋多巴 250mg，每日 3 次；意向性震颤选用普萘洛尔 10～20mg，每日 3 次。运动疗法是通过增加小脑的传入信息和改善患者肢体近端的稳定性进行的。具体有以下方法：抗重力位置上的抗重力运动、平衡控制、压缩、交替轻拍；利用姿势镜进行视觉反馈训练，通过增加感觉信息而促进活动的稳定性；肢体近端负重1～3kg，通过加强本体感觉反馈增强躯干和近端的稳定性，降低远端运动的错误；本体促进技术（PNF）中逐渐缩小范围的慢逆转技术和节律性稳定技术，可以增强稳定肌的力量。另外，辅助器具的使用能改善因震颤和共济失调造成的不便，如用长把柄的餐具和带固定器的盘子有助于独立进餐，合适的项圈对控制头的震颤有一定作用，加重的助行器有助于行走等。

六、感觉障碍康复

半数以上 MS 患者出现感觉障碍。浅感觉障碍表现为肢体、躯干或面部针刺麻木感，异常的肢体发冷、蚁走感、瘙痒感，或尖锐、烧灼样疼痛及定位不明确的感觉异常，也可有深感觉障碍。感觉丧失的患者通过感觉刺激治疗，如在体表进行刺、擦、拍打和冷热刺激等，增加肢体的感觉反应，也可以配穿加压长袜和手套；本体感觉丧失的患者通过感觉反馈治疗，或借助视听反馈来改善和补偿感觉的丧失。同时，感觉障碍区域的皮肤应保持局部清洁和干燥，加强营养，定时变换体位，防止压疮形成。

七、疼痛治疗

MS 所致疼痛可分为神经性疼痛、感觉迟钝性疼痛、痉挛性疼痛、与过劳有关的骨骼 - 肌肉疼痛。神经性疼痛可用普瑞巴林和度洛西汀等药物治疗；感觉迟钝性疼痛常见于足和下肢，性质为针刺样或绞窄样剧痛，典型的疼痛为休息时加剧，三环类抗抑郁药如阿米替林可缓解疼痛；对于痉挛性疼痛，采用适当的药物减轻痉挛，如口服巴氯芬。此外，物理因子疗法如经皮神经电刺激疗法或针灸治疗也可缓解部分患者的疼痛。

八、膀胱和直肠功能障碍康复

1. 膀胱功能障碍　逼尿肌过度兴奋或不随意收缩可引起尿频、尿急和尿失禁，即膀胱充盈障碍；逼尿肌麻痹或尿道括约肌痉挛引起排空障碍，表现为排尿费力、尿流中断或尿潴留，因膀胱不能完全排空，有较多残余尿容易合并泌尿系统感染。膀胱功能障碍可以采取药物治疗、物理因子疗法配合膀胱功能训练以改善其功能，必要时采取间歇性导尿术。

2. 直肠功能障碍　表现为无力性便秘，腹泻少见。采取饮食调节、培养定时排便习惯、口服润肠通便药物等方法有助于防止粪便嵌塞和排便不畅，严重便秘者宜间断灌肠。

九、构音障碍和吞咽障碍康复

因受累部位不同，构音障碍和吞咽障碍可以单独出现，也可以伴随出现。

1. 构音障碍　患者出现运动性构音障碍是由于神经病变，而导致的言语有关的肌肉麻痹、收缩力减弱或运动不协调，康复治疗可通过呼吸训练、放松训练、构音改善训练、克服鼻化音训练、克服费力音训练、克服气息音训练及韵律训练等方法，以改善其功能。部分重度构音障碍患者，可选择使用交流辅助系统。

2. 吞咽障碍　吞咽障碍是由于病变部位累及吞咽运动相关的神经肌肉，造成吞咽过程中不同时期（如口腔预备期、口腔推动期、咽期和食管期）相关肌肉肌力减弱、肌肉痉挛、协调困难，出现呛咳、误吸、气管痉挛、气道阻塞及窒息等情况。同时吞咽障碍可致脱水、营养不良，从而增加患者死亡率。因此必须严格进行临床筛查，及时处理。吞咽障碍的治疗应根据筛查和评定的结果，除对患者及家属进行健康教育和指导外，可使用吞咽器官运动训练、温度刺激训练、直接摄食训练等方法，促进食物团块的控制和传递。此外针刺、电刺激也有助于改善症状，据文献报道，球囊导管扩张法对环咽肌痉挛引起吞咽障碍者有效。严重吞咽困难不能进食者，需鼻饲或胃造瘘。

十、视觉功能障碍康复

针对视神经炎或球后视神经炎，一般在急性发作期用大剂量甲泼尼龙冲击治疗后，能加速视力恢复。巴氯芬对周期性变化的眼球震颤有效。上跳性眼球震颤和下跳性眼球震颤可用氯硝西泮、巴氯芬、东莨菪碱或加巴喷丁治疗。苯海索、巴比妥和异烟肼对获得性钟摆型眼球震颤有效，向受损的眼外肌注射肉毒毒素可使获得性眼球震颤幅度降低。很多视觉装置如棱镜，可通过稳定视网膜图像来减轻振动幻视。

十一、认知障碍康复

MS 患者认知障碍对康复结局的影响较躯体障碍更重要，多见于脑内有大面积病灶或慢性进行性病程的患者。可单独出现，不与躯体症状或体征伴行，多表现在记忆力、注意力、概念理解、执行能力、信息处理速度和空间技能等方面。康复治疗以直接训练、代偿和替代为主导。

十二、精神和情感障碍康复

MS 患者可出现行为异常、人格改变和精神异常，也可出现欣快，但以抑郁多见。抑郁可使 MS 患者症状加重、病程延长，并使自杀倾向增加，抗抑郁药辅助心理治疗可使症状缓解，对出现病理性的哭笑及情绪不稳定，可使用小剂量的阿米替林治疗。

十三、社会心理和职业障碍康复

MS 患者本身及伴发症状长期迁延不愈，给患者带来社会、心理和就业等方面的问题，需要社会工作者、心理工作者、亲友及全社会的支持和帮助，提供适当的就业机会，减轻患者的心理压力。

十四、药物治疗

早期采取有效措施来抑制炎性脱髓鞘病变进展，防止急性期病变恶化和缓解期复发。急性期治疗以减轻症状，尽快减轻神经功能缺失、残疾程度为主，大剂量甲泼尼龙冲击治疗是 MS 急性发作期的首选治疗方案，激素治疗无效或处于妊娠或产后阶段者辅以免疫球蛋白、血浆置换等。缓解期首选 β 干扰素和醋酸格拉默等特异性免疫治疗预防复发，对出现的各种症状给予对症处理。

十五、中医康复治疗

中药、针灸、推拿等中医康复治疗方法可有效控制病情进展，促进神经功能的恢复，预防复发和降低病残率。在治疗 MS 时，既可单独应用，也可配合西医治疗进行。

十六、康复护理

急性期患者要卧床休息，室内空气要清新，室温要适宜，避免受凉；过热环境对急性期症状恢复不利，避免进行蒸气浴、日光浴。瘫痪肢体要注意保持功能位，并要定时做被动运动，防止关节挛缩或强直；对瘫痪重的患者要定时翻身、按摩，特别是二便失禁者要加强护理防止压疮，小便失禁者要训练定时排便，形成自动膀胱。缓解期配合针灸、功能练习等综合治疗方法，促进神经功能恢复。

十七、康复结局

多发性硬化临床分型不同，病程差异较大，预后迥异。急性发作后患者至少可部分恢复，但复发的频率和严重程度难以预测。经过系统的综合康复治疗能够减轻功能障碍程度，改善和提高残存功能，减缓复发，提高生存质量，大多数患者预后较好，约半数患者发病后10年只遗留轻度或中度功能障碍，病后存活期可长达20～30年。出现锥体系或小脑功能障碍提示预后较差，少数患者可于数年内死亡。

十八、健康教育

让患者正确认识疾病，认识自我，了解多发性硬化的疾病演变过程。因目前尚无根治方法，而每一次发作都会使患者病情加重，功能障碍进一步恶化，因此关键是预防疾病再发。指导患者注意预防感染，避免过度疲劳、精神紧张等，控制基础疾病。饮食以低脂、高蛋白、高维生素、易消化、无刺激的食物为主。教育患者认识到康复治疗的重要性，早期积极地配合康复治疗，以改善各种功能障碍，提高 ADL 能力；积极调整心态，减轻心理压力，克服生理和心理的各种困难，多参与家庭活动和各种社会活动。

第五节　多发性硬化康复病案示范

一、病史摘要

【主诉】 肢体麻木无力6个月，反应迟钝3周。

【现病史】 患者，女性，48岁，6个月前感四肢无力，表现为"拿东西时左右摇晃，行走时欠稳准"，未及时就医；约10日后患者双侧手脚出现麻木刺痛感，以右侧更为明显；约1周后患者感右侧躯干麻木、瘙痒及左侧面部烧灼感，严重影响夜间睡眠，遂于当地医院就诊。行颅脑MRI扫描示"未见颅内异常信号"，颈椎MRI扫描T_2像示"延髓、颈段及上胸段脊髓内多发散在斑片状高信号影"，诊断考虑为"脱髓鞘病（脑干及脊髓）"。给予甲泼尼龙静脉滴注1周后患者症状明显缓解，改为泼尼松口服后出院。出院后患者日常生活完全自理，可作较长距离的步行，但肢体无力、麻木感仍持续存在，未进行影像学复查及进一步治疗。约3周前，家属发现患者精神萎靡，睡眠时间增多，且反应迟钝，言语明显减少，并逐渐发展至不能与家人进行正常交流，似"听不懂家人说话"，有时反复说同样的话、重复做同样的动作，遂于今日来院就诊。病程中患者无意识丧失，头痛、眩晕，视力下降，耳鸣，呃逆及二便功能障碍。

【专科体格检查】 神志清楚，表情呆滞，回答基本切题，定向力、理解力尚可，能配合体格检查。双眼各方向活动自如，未见眼球震颤，双侧瞳孔等大同圆，对光反射灵敏，双侧额纹及鼻唇沟对称，示齿时口角无歪斜，咽反射存在，伸舌居中。四肢肌张力正常，左侧肢体肌力5级，右侧肢体肌力4^-级，右侧肢体痛觉减退，余感觉检查不能配合。左侧肢体腱反射（++），右侧肢体腱反射（+++），右侧 Hoffmann 征（+），双侧 Babinski 征（+）。行颅脑MRI扫描示"双侧侧脑室周围及半卵圆中心多发大小不等的类圆形长 T_1 长 T_2 信号"。

【诊断】 认知功能受损原因待查；多发性硬化？

【诊疗经过】 入院后行血常规、电解质、肝肾功能、血脂、血糖、肿瘤标志物、红细胞沉降率、甲状腺功能、抗 ds-DNA 抗体、抗 Sm 抗体等实验室检查，未见异常。腰椎穿刺示脑脊液有核细胞计数 $13×10^6/L$，蛋白 0.61g/L，葡萄糖及氯化物含量正常，IgG寡克隆区带（+）。脑电图未见异常。视觉诱发电位（VEP）示双侧 P100 潜伏期延长，躯体感觉诱发电位（SEP）示左下肢 P38 波潜伏期延长，脑干听觉诱发电位（BAEP）未见异常。结合患者症状、体征及 MRI 表现，临床诊断为"多发性硬化"。药物上给予皮质类固醇冲击治疗，用法为甲泼尼龙 1g 静脉注射，每日 1 次，连用 3 日后改为 0.5g 静脉注射，每日 1 次，3 日后改为泼尼松口服，逐渐减量；同时予以补充 B 族维生素及神经营养治疗。入院 10 日后患者精神状态明显好转，可与家人进行简单交流并配合治疗，遂转入康复科继续治疗。

二、康复评定

多发性硬化功能系统量表（FS）评定 13 分，Kurtzke 扩展的残疾状态量表（EDSS）评定 5 分，简易精神状态检查（MMSE）评分 16 分，Barthel 指数 60 分。

三、康复诊断

1. 运动障碍　四肢无力，表现为"拿东西时左右摇晃，行走时欠稳准"。

2. 感觉障碍　双侧手脚出现麻木刺痛感，以右侧更为明显，继而患者感右侧躯干麻木瘙痒及左侧面部烧灼感。

3. 精神症状及认知障碍　精神萎靡，睡眠时间增多，且反应迟钝，言语明显减少，并逐渐发展至不能与家人进行正常交流，似"听不懂家人说话"，有时反复说同样的话、重复做同样的动作。

4. 结构异常　腰椎穿刺示脑脊液有核细胞计数 13×10^6/L，蛋白 0.61g/L，IgG 寡克隆区带（+）。视觉诱发电位（VEP）示双侧 P100 潜伏期延长，躯体感觉诱发电位（SEP）示左下肢 P38 波潜伏期延长。颅脑 MRI 扫描示"双侧侧脑室周围及半卵圆中心多发大小不等的类圆形长 T_1 长 T_2 信号"。

5. 活动、参与受限　患者日常生活活动中度依赖，在一定程度上影响工作、社会交往及休闲娱乐，如无法进食、如厕、做饭、打扫卫生、完成工作任务及聚餐活动等。

四、康复治疗

急性期采取各种有效措施，维持和改善各种功能；恢复期采取对症和支持治疗。针对患者现阶段病情，近期目标为减轻原发症状，预防并发症，减少或延缓功能残疾的发生，预防复发；康复目标为改善和提高残存功能，最大限度地提高患者的生活质量。

1. 运动疗法　在避免疲劳的强度下对其右侧肢体进行抗阻训练，以争取最大程度的肌力恢复，并增强身体的灵活性和耐力。在进行肌力训练时注意结合日常生活活动训练，如上肢洗脸、梳头、穿衣、开门等，下肢结合如厕、上下楼梯等活动进行训练。治疗中不断增加训练的难度。

2. 物理因子疗法及中医康复治疗　采用直流电药物离子导入、按摩、针灸等方法改善患者肢体感觉异常。

3. 作业治疗　针对患者认知功能障碍较为突出的特点，给予认知强化训练，采用地图作业、删除作业、分类作业、时间感训练及数目测序等方法突出强调记忆力及注意力的改善。

4. 心理治疗　鼓励患者积极主动参与各种治疗，加强心理疏导，缓解 MS 给患者带来的心理压力。

5. 药物治疗　运用特异性免疫治疗和营养神经药物，一方面预防复发，另一方面加强神经保护及神经修复。

6.康复护理　室内空气要清新，室温要适宜，注意患者应处于功能体位，配合针灸、功能练习等综合治疗促进神经功能恢复。

五、康复结局

【出院情况】　经 3 周余的康复治疗，患者病情明显好转，生命体征稳定，认知功能显著改善（MMSE 22 分），右侧肢体肌力恢复至 5⁻ 级，右侧肢体感觉异常明显减轻（FS 评定 6 分），可独立长时间行走（EDSS 评定 3 分），可基本独立完成进食、洗漱、穿衣、如厕等大部分日常生活活动（Barthel 指数评定 80 分）。

【出院诊断】　多发性硬化。

【出院医嘱】

1. 甲钴胺 500μg，口服，每日 3 次。

2. 遵训练处方继续院外康复治疗。

3. 1 个月后随访进行康复评定。

（曾凡硕）

帕金森病康复

第一节　帕金森病概述

帕金森病（Parkinson disease，PD），又称震颤麻痹，是一种常见的神经系统慢性变性疾病，其典型病理改变是选择性中脑的黑质致密部多巴胺（DA）能神经元进行性丧失，残留的黑质神经元细胞质内出现特征性的嗜酸性包涵体（Lewy 小体），导致黑质纹状体通路破坏及尾状核、壳核中多巴胺含量减少。目前该病确切的发病机制迄今尚不十分清楚，倾向于认为个体的易感性（遗传因素）是发病的内因；环境因素是其诱因；年龄老化是其促进因素；氧化应激、兴奋性氨基酸毒性、免疫异常参与发病过程；线粒体功能障碍可能成为其最后交会点；黑质多巴胺能神经元变性、死亡是其最终结果。帕金森病多见于中老年人，男性多于女性，起病缓慢，逐渐进展。流行病学调查显示，我国 65 岁以上人群患病率约 1.7%。我国是世界上人口最多的国家，随着人口老龄化程度增加，我国帕金森病患病人数将持续攀升。随着疾病的进展，帕金森病的症状会逐渐加重，将带来巨大的社会和医疗负担。

一、临床表现

帕金森病临床表现多样，既有核心的运动症状，又有非运动症状。

（一）运动症状

1. 静止性震颤（static tremor）　常为帕金森病的首发症状，大多开始于一侧上肢远端，表现为规律性的手指屈曲和拇指对掌运动，呈"搓丸"样动作。震颤一般在静止状态时出现，随意活动时可减轻，情绪紧张时加剧，入睡后则消失。

2. 肌强直（muscle rigidity）　帕金森病患者伸肌和屈肌张力同时增高，被动活动关节时感到均匀一致的阻力，称为"铅管样强直"。

3. 运动迟缓（bradykinesia）　运动迟缓是帕金森病患者最重要的一个运动症状。表现为随意运动减少、运动始动困难等。患者翻身、起立、行走、转身都显得笨拙、缓慢，穿衣、梳头、刷牙等动作难以完成。

4.**姿势步态异常**　肌强直致使躯体呈现特殊的姿势，表现为头前倾，躯干略屈曲，上臂内收，肘关节弯曲，髋及膝关节轻度屈曲。帕金森病患者特有的步态称为"慌张步态"，表现为迈步后，以很小的步伐越走越快，不能及时止步。

（二）非运动症状

1.**感觉障碍**　早期可能出现嗅觉减退，疾病中晚期伴有肢体麻木、疼痛。

2.**睡眠障碍**　可出现失眠、夜间多梦等症状。

3.**自主神经功能障碍**　可能出现便秘、多汗、排尿障碍、直立性低血压（又称体位性低血压）等。

4.**精神障碍**　可伴有抑郁、焦虑等情感障碍。

帕金森病的运动症状和非运动症状常导致多种不同程度的功能障碍，严重影响患者的日常生活活动能力，造成生活质量下降和工作能力丧失。帕金森病的常规治疗包括药物治疗和手术治疗。康复治疗作为常规治疗的辅助手段，可以改善症状，降低药物及手术副作用，维持日常生活能力，提高生活质量。

二、功能障碍

帕金森病患者的运动症状和非运动症状造成一系列不同严重程度的功能障碍。帕金森病的核心功能障碍包括 5 个方面，即体能、转移、手的功能性活动、平衡功能和步态，此外，患者可合并出现不同程度的吞咽障碍、言语障碍、认知障碍及呼吸功能障碍，这些将直接导致患者日常生活活动能力下降。

1.**体能**　足够的体能是进行日常生活活动及社会活动的必要条件，帕金森病患者神经肌肉功能和心肺功能均降低，包括运动耐力、关节活动范围，以及肌张力、肌力和肌耐力。相比同年龄组的健康人，帕金森病患者的体能明显下降。疾病进行性加重、步行能力下降及日常活动能力受限都是导致体能下降的因素。另外，抑郁情绪、孤独、疲劳，以及对跌倒的恐惧导致患者活动减少，活动量的减少是患者活动能力降低的直接原因。活动量减少还可引起肌力下降和肌肉长度缩短，特别是抗重力肌群。帕金森病患者下肢肌力下降导致跌倒风险增加。

2.**转移**　帕金森病患者的转移能力明显下降，从座椅起立和坐下、上下床和床上翻身等均出现困难。从座位起立困难常常是由于帕金森病患者起立时前倾不充分，导致躯干再次倾倒至椅子中。肢体抗重力肌肌力减弱、躯干前移速度减慢，尤其是髋周伸展肌力下降，都是造成患者转移困难的相关因素。

3.**手的功能性活动**　因震颤、运动迟缓，帕金森病患者手部活动的协调性及流畅性受损，导致抓握的速度和准确性减退。由于精细动作整合受损、时间延长，精准抓握能力下降和手部肌力不足，导致手动作笨拙，患者完成日常生活动作出现困难。静止性震颤在动作开始后会消失，但如果肌肉进行等长收缩，震颤会反复出现，从而影响手的精细运动，如短暂持物。部分帕金森病患者还可出现动作性震颤和姿势性震颤。

4.**平衡功能**　平衡障碍是帕金森病患者的典型运动障碍。患者行走时身体前倾，步行速度不自觉加快，步幅小，呈现慌张步态。由于姿势障碍及步态异常，患者易出现跌倒。姿势反射受损、本体感觉障碍、躯干灵活性降低、左旋多巴的使用等都会降低平衡能力，是造成跌倒的重要原因。同时，运动速度和注意力下降，以及认知功能尤其是视空间功能受损，也是导致跌倒发生的主要原因。跌倒常导致骨折等不良后果，加重疾病引起的社会和经济负担。

5.**步态**　肌强直及震颤导致患者形成特殊步态。早期主要表现为双手摆动幅度减少，步长、步行时间改变。早期改变与步态动作的自动化过程受损有关，步态的自动化受损与纹状体内多巴胺神经递质减少直接相关。随着疾病进展，中晚期患者则会进展为冻结步态（freezing of gait，FOG）、慌张步态。冻结步态表现为行走的过程中突然停止，患者描述为双脚如同粘在地面上，难以抬起。冻结步态主要出现于步行启动、转身、通过狭窄空间、双任务执行等情况下，在开阔空间行走时减轻或消失。

6. 吞咽障碍　帕金森病患者常表现出进食速度减慢，食物在口腔堆积，吞咽时有呛噎感。吞咽障碍的原因为口咽部及喉部肌肉僵直，导致吞咽效率降低。吞咽障碍使患者进食愿望减低、选择食物种类受限、进食时间延长，可能导致营养不良、体重减低，并引起疲劳乏力感。吞咽障碍可导致吸入性肺炎、营养不良、恶病质，是导致帕金森病患者病死的重要原因。

7. 言语障碍　言语障碍也是帕金森病常见的问题之一。帕金森病的言语障碍表现为运动减少型构音障碍，特点为发声吃力、言语清晰度下降、发声不协调、声音嘶哑、音量减弱、音调单一等，有时伴有语速变化，影响患者的日常交流及社会参与。

8. 认知障碍　有 19%～38% 的帕金森病患者发生轻度认知功能障碍，并且可能在发病早期即可出现，部分患者在中、晚期发展成为帕金森病痴呆。帕金森病患者的认知能力会随着病程进展而逐步下降，导致患者日常生活受到严重影响。

9. 呼吸功能障碍　帕金森病的肺部并发症仍然是该病最常见的死亡原因。帕金森病的呼吸功能异常主要包括阻塞性通气功能障碍、限制性通气功能障碍、咳嗽反射减弱引起的气道保护能力减弱。

三、并发症

帕金森病患者常合并存在其他疾病，如不宁腿综合征、睡眠呼吸暂停综合征等。不宁腿综合征是帕金森病病程中出现的一种并发症，帕金森病患者合并出现不宁腿综合征可能与铁缺乏及脊髓水平抑制功能减弱有关。帕金森病患者的肌张力障碍、呼吸肌的运动障碍、中枢调节障碍、自主神经功能紊乱及服用的多巴胺药物等可导致气道及肺部异常，从而增加了患呼吸睡眠暂停综合征的风险。呼吸睡眠暂停综合征患者的睡眠干扰、反复低氧血症、CO_2 潴留、血液 pH 改变及继发的自主神经功能紊乱对全身各系统包括神经系统可产生明显的损害，也可能会加重帕金森病患者的病情。

此外，帕金森病存在的运动并发症主要包括症状波动及异动症两种，其发生与年龄、性别、病程等有关，且常合并存在。症状波动包括剂末现象、不可预测的衰竭、开关现象、对多巴无反应或延迟"开"期、冻结步态、长时程波动及后期戒断衰退。异动症包括峰值期异动症、双相性异动症、关期张力障碍。帕金森病患者的运动并发症常常与左旋多巴的应用相关。但左旋多巴仍是治疗帕金森病最有效的药物，且尚不能证实左旋多巴自身毒性及氧化应激损伤会加速帕金森病病情的进展。因此，在应用左旋多巴制剂的基础上，更好地识别、加用辅助药物来预防和治疗运动并发症显得尤为重要。

第二节　帕金森病康复评定

一、功能评定

（一）疾病严重程度的评定

应用 Hoehn-Yahr（HY）分期量表可对疾病严重程度进行粗略分期。该量表根据帕金森病患者的症状和严重程度分为 1～5 期，其中帕金森病早期指 Hoehn-Yahr 分期 1～2 期，中期指 Hoehn-Yahr 分期 3～4 期，晚期指 Hoehn-Yahr 分期 5 期。应用世界运动障碍协会（Movement Disorder Society，MDS）统一帕金森病评定量表（MDS unified Parkinson disease rating scale，MDS-UPDRS），可对疾病严重程度进行全面和详细的评定，内容包括日常生活非运动症状、日常生活运动症状、运动功能检查和运动并发症四大部分。

（二）运动功能障碍的评定

运动功能障碍可分为原发性和继发性两大类，其中，原发性障碍是指由疾病本身所致，而继发性障碍通常由活动减少甚至不动（主要为废用综合征）或抗帕金森病药副作用等因素引起。

1. 原发性功能障碍的评定　主要应用 MDS-UPDRS 第三部分运动功能检查分量表（MDS-UPDRS Ⅲ）相应的条目，对运动迟缓、僵硬、姿势平衡障碍、步态异常和手功能活动障碍等进行评定。此外，姿势平衡障碍还可选择改良帕金森病活动量表（modified Parkinson activity scale，M-PAS）、Berg 平衡量表（Berg balance scale，BBS）、简易平衡评定系统测试（mini-balance evaluation systems test，Mini-BESTest）、功能性前伸试验（functional reach test，FRT）、5 次坐立试验（five times sit-to-stand performance，FTSTS）、起立 - 行走计时测试（timed up and go test，TUGT）进行评定，也可用动静态平衡测试系统等进行检测；步态障碍可选择 10m 步行测试（10-metre walk test，10MWT）、6 分钟步行试验（6-minute walking test，6MWT）、新冻结步态问卷（new freezing of gait questionnaire，NFOG-Q）进行评定，也可应用三维步态分析进行定量评定；手功能活动障碍还可选择简易上肢功能检查（simple test for evaluating hand function，STEF）和九孔柱测试（nine-hole peg test，NHPT）。上述评定应在"开"期和"关"期分别进行。

2. 继发性功能障碍的评定　失用性肌萎缩常发生于腹肌和腰背肌等躯干核心肌群，以及四肢近端大肌群，可用徒手肌力评定（manual muscle test，MMT）进行肌力评定，或用等速和等长肌力测试仪进行定量评定；关节活动范围（range of motion，ROM）受限可用目测法和量角器测定；体力下降可选择 6MWT、Borg 主观体力感觉等级量表（Borg scale 6～20）和 FTSTS 评定。

（三）言语障碍的评定

主要表现为运动减少型构音障碍，建议使用改良 Frenchay 构音障碍评定法（modified Frenchay dysarthria assessment，mFDA）进行评定；也可使用尼梅亨构音障碍量表（Nijmegen dysarthria scale，NDS），评分采用 0～5 分制，主要分为两个方面：构音障碍的严重程度和交际水平的有效性。

（四）吞咽障碍及流涎的评定

1. 吞咽障碍　主要为口腔期和咽期受累，表现为咀嚼和吞咽启动缓慢。常用饮水试验（drink test）或反复唾液吞咽测试（repetitive saliva swallowing test，RSST）进行快速筛查。对于筛查阳性者，有条件时应使用吞咽造影录像检查（video fluoroscopic swallowing study，VFSS）或吞咽纤维内镜检查（fiberoptic endoscopic evaluation of swallowing，FEES）进行更直观可靠的检查。

2. 流涎　可选择流涎严重程度和频率量表（drooling severity and frequency scale，DSFS）和帕金森病流涎临床量表（sialorrhea clinical scale for Parkinson disease，SCS-PD）评定流涎的严重程度。

（五）认知功能障碍

帕金森病患者的认知功能障碍主要表现为注意、执行、记忆和视空间等方面功能障碍。常使用简易精神状态检查（mini mental status examination，MMSE）和蒙特利尔认知评估（Montreal cognitive assessment，MoCA）进行筛查，也可选择帕金森病认知结局量表（scales for outcomes in Parkinson disease-cognition，SCOPA-COG）和帕金森病认知评定量表（Parkinson disease-cognitive rating scale，PD-CRS）、Mattis 痴呆量表（Mattis dementia rating scale，MDRS）进行综合评定。

（六）情感障碍

应用贝克忧郁量表（Beck depression inventory，BDI）、贝克焦虑量表（Beck anxiety inventory，BAI）、汉密尔顿抑郁量表（Hamilton depression scale，HAMD）和汉密尔顿焦虑量表（Hamilton anxiety scale，HAMA）进行严重程度评定。此外，老年抑郁量表 15 项（GDS-15）因具有较好的适用性、较高的灵敏度（81%）和特异度（91%），且相对简洁（15 个问题，每个问题 2 个选项），而广泛应用于帕金森病抑郁症状的筛查，评分 0～4 分为正常、5～8 分为轻度抑郁症状、9～11 分为中度抑郁症状、12～15 分为重度抑郁症状。

（七）睡眠障碍

可选择艾普沃斯嗜睡量表（Epworth sleepiness scale，ESS）、匹兹堡睡眠质量指数（Pittsburgh sleep quality index，PSQI）、帕金森病睡眠量表（Parkinson disease sleep scale，PDSS）和快速眼动睡眠行为障碍量表（rapid eye movement sleep behavior disorder questionnaire，RBDQ）进行评定。有条件时应用多导睡眠图（polysomnography，PSG）进行监测。

（八）疼痛

可选择简明疼痛量表（brief pain inventory，BPI）、简式麦吉尔疼痛问卷（short form of McGill pain questionnaire，SF-MPQ）和视觉模拟评分法（visual analogue scale，VAS）进行评定。

（九）直立性低血压

常用卧立位血压检测方法，分别测量平卧位，起立后 1 分钟、3 分钟、5 分钟时的血压。

（十）二便障碍

可用导尿法和膀胱超声检查对尿潴留患者的残余尿量进行测量。建议行尿流动力学检查，以明确下尿路功能障碍情况。

（十一）疲劳

首选疲劳严重度量表（fatigue severity scale，FSS），也可以选用帕金森病疲劳量表（Parkinson disease fatigue scale，PFS）和多维疲劳量表（multidimensional fatigue inventory，MFI）进行评定。

二、结构评定

结构性 MRI：T_1、T_2 加权＋液体抑制反转恢复（fluid attenuated inversion recovery，FLAIR）序列扫描图像中，帕金森病患者通常可见第三脑室增宽（锥体外系萎缩所致）及脑沟增宽（弥漫性脑皮质萎缩）。帕金森病患者脑内存在铁的异常沉积，部位包括黑质致密部、黑质网状部、红核等。

MRI 波谱：MRI 波谱分析是利用 MRI 技术和化学位移现象测定组织内化学成分，通过物质含量变化的鉴定来反映脑神经元和胞膜功能的改变及代谢异常，可用于反映帕金森病患者黑质、延髓神经元及髓鞘的完整性和胞膜功能。N-乙酰天冬氨酸（N-acetyl aspartate，NAA）存在于神经元及其轴突当中，其含量的丢失可能提示神经元的损伤和缺失；胆碱（choline，Cho）复合物反映脑内总胆碱含量，由膜磷脂中的胆碱浓度决定，其变化可反映神经元的损伤程度；肌酸（creatine，Cr）作为稳定的细胞代谢产物，常被作为内参。NAA/Cr、NAA/Cho比值降低提示神经元损害，可在帕金森病患者双侧中脑黑质、苍白球、前额叶、海马区、楔回、背侧丘脑等部位观察到；Cho/Cr运动皮质处比值升高提示胶质增生和神经炎症反应。帕金森病轻度认知障碍（mild cognitive impairment in PD，PD-MCI）患者可出现枕叶NAA/Cr比值下降，扣带回后部Cho/Cr比值升高。

^{18}F-多巴正电子发射断层显像（PET）：帕金森病患者的神经元退行性改变在症状前期及刚起病时进展尤为迅速，^{18}F-多巴PET显示其多巴胺神经递质合成明显减少。^{18}F-氟代脱氧葡萄糖（FDG）PET显示，帕金森病患者枕叶、顶叶下部的葡萄糖摄取减少，且与认知功能下降有关，可预测认知障碍的发生。

经颅超声：帕金森病患者在经颅超声检查中可见黑质异常高回声。

可采用基于体素的形态测量（voxel-based morphometry，VBM）和皮层厚度分析（cortical thickness analysis）等方法分析帕金森病患者灰质结构改变。与正常对照或认知正常的帕金森病患者相比，PD-MCI患者可出现海马、杏仁核（边缘系统）的灰质体积下降，且灰质萎缩与认知功能下降相关，海马的容积下降对PD-MCI或帕金森病痴呆（PDD）的发生有一定的预测价值。

弥散张量成像（diffusion tensor imaging，DTI）检查显示PD-MCI患者可出现胼胝体、扣带回、放射冠、上纵束及下纵束等纤维束的白质微结构改变。

功能性磁共振成像（functional MRI，fMRI）可用于检测PD-MCI患者静息状态或执行任务时的局部脑区神经元活性及不同脑区之间功能的关联性。静息状态时，PD-MCI患者可出现右侧额下回、扣带回后部等脑区间功能连接增加。进行工作记忆或执行功能训练任务时，PD-MCI患者可出现前扣带回、尾状核、前额叶皮质的激活减弱。

脑电图（electroencephalography，EEG）可用于检测PD-MCI患者的脑电背景活动和节律变化。与认知正常的帕金森病患者相比，PD-MCI患者可出现额区的 θ 波活动增加及颞区 α 波活动减少等表现。

三、日常生活活动能力评定

常用改良Barthel指数（modified Barthel index，MBI）对基础性日常生活活动（basic activity of daily living，BADL）能力如洗漱、洗澡、穿衣、如厕、转移、大小便控制、进食等进行评定；常选用功能独立性评定量表（functional independence measure，FIM）对BADL能力及认知功能进行评定；常用功能活动问卷（functional activity questionnaire，FAQ）对工具性日常生活活动（instrumental activity of daily living，IADL）能力如乘车、购物、烹饪、家务等进行评定。

四、参与能力和生活质量评定

可选择39项帕金森病生活质量问卷（Parkinson disease questionnaire，PDQ-39）和健康调查量表36（36-item short-form health survey，SF-36）进行健康相关生活质量评定。

第三节　帕金森病康复诊断

一、运动功能障碍

帕金森病运动功能障碍包括躯体运动功能障碍及言语障碍、吞咽障碍；其中躯体运动功能障碍包括原发性运动障碍及继发性运动障碍。运动迟缓、僵硬、平衡障碍、步态异常为原发性运动功能障碍；继发性运动功能障碍包括失用性肌萎缩、关节活动范围下降，以及体能下降。转移能力及手功能障碍为运动迟缓和僵硬共同导致。言语障碍主要为运动减少型构音障碍。口咽部及喉部肌肉僵直是导致吞咽障碍的主要原因。

二、感觉功能障碍

帕金森病患者可能出现皮肤麻木、针刺感、疼痛、痉挛、嗅觉减退等。

三、心理功能障碍

抑郁、焦虑为帕金森病患者常见的心理功能障碍。后期还可能出现精神病性症状，如幻觉。

四、结构异常

磁共振成像 T_1、T_2 加权 +FLAIR 可见第三脑室增宽及脑沟增宽，黑质致密部、黑质网状部、红核等部位铁的异常沉积。^{18}F- 多巴 PET 显示多巴胺神经递质合成明显减少。经颅超声检查可见黑质异常高回声。另外，PD-MCI 患者脑电图可出现额区的 θ 波活动增加及颞区 α 波活动减少等表现。

五、活动受限

基础性日常生活活动能力受限主要表现为吃饭、如厕、穿衣、洗澡、家务及修饰等活动受到不同程度受限。工具性日常生活活动能力受限主要表现在准备食物、购物、交通工具使用方面。

六、参与受限

包括生存质量下降、社会交往受限及休闲娱乐受限。职业受限随着病情进展而不断加重，导致患者不得不换岗，甚至离岗。

第四节　帕金森病康复治疗

康复治疗的目的：帕金森病康复治疗是在药物治疗的基础上，加强自我管理和参与；最大限度地延缓疾病进展，改善各种功能障碍，提高功能独立性和整体适应性，尽可能减少继发性障碍和各种并发症，从而改善日常生活活动能力，最终改善帕金森病患者的生活质量。

一、运动功能障碍康复
（一）基本运动疗法
包括放松训练、关节活动训练、肌力训练、姿势及平衡协调功能训练、转移训练、步态训练、手功能训练等。

1. 放松训练　　常用深呼吸法和想象放松法。另外，采用有节奏的躯干旋转和推拿按摩等方法可改善僵硬的肌群。

2. 关节活动训练　　进行躯干与四肢各个关节全范围的主动或被动活动，重点是屈曲肌群的牵伸和胸廓的扩张运动。要注意避免过度牵拉及疼痛。

3. 肌力训练　　重点训练核心肌群及四肢近端肌群。可利用手法和器械进行渐进式抗阻训练，以及无须运动器械的仰卧起坐、俯卧撑和引体向上等。针对肌强直可采用水疗法、热疗法、肌电生物反馈疗法等。

4. 姿势及平衡协调功能训练　　可以改善患者的运动缓慢、姿势异常，降低患者的跌倒风险。可在坐位及站位进行三级平衡功能训练，还可借助平衡仪对患者进行动静态平衡功能训练。具体可按照如下训练方式进行：大步直线行走，配合上肢节律摆动。重心转移和平衡训练，即在泡沫板上站立和行走，伴或不伴躯干平衡的干扰（推或拉）。正确的转弯方式，即绕障碍步行，步行时突然停住、转弯，包括退步走。在进行平衡和步行时增加双任务，如谈话、手持物品，或把头从左转向右看墙上的东西，并说看到什么。让患者处于易诱发冻结步态的环境中，如狭小的空间、设置障碍物等，鼓励患者适应这种环境，减少冻结步态的发生。此外，对帕金森病患者进行前庭康复训练可以改善帕金森病患者的平衡功能和步行能力。

5. 转移训练　　如床上翻身和平移、床边坐起、坐位起立和床椅转移等，可提高患者的转移能力，减少跌倒风险。

6. 步态训练　　对于帕金森病患者的慌张步态，可进行步态训练，在原地踏步及行走时要求患者双眼平视前方，提高脚尖，以足跟先着地，缓慢跨步，控制并降低步速，加大步伐，同时注意摆臂及抬膝动作的协调性。同时还可以结合节律疗法、减重步态训练、水疗法、机器人康复疗法等来增强步态训练效果。此外，加强本体感觉、视听觉代偿训练也对步态改善有帮助。在视觉刺激方面，可在地板上画类似斑马线的彩色线条，线条间距按成人的步长设计，让患者练习跨步，控制步长和步速，避免小碎步和慌张步态。在听觉刺激方面，根据音乐节奏或者节拍器的节律行走，或喊如"一二、一二"这样的口令，引导患者步行。

虚拟现实技术得到大幅度发展，该技术通过计算机模拟出事物不断变化的虚拟环境，经多种传感装置使患者置身其中，可以提高康复训练依从性及患者积极性，在姿势控制、平衡、步态等方面有显著治疗效果。

7. 手功能训练　　包括进行够取、抓握和操控物体训练，提高活动的速度、稳定性、协调性和准确性。如用不同大小、形状、重量和材质的杯子（纸杯和玻璃杯等）喝水，使用各种餐具和扣纽扣等。

（二）呼吸功能训练

帕金森病患者的胸部肌肉动作迟缓及协调性下降，导致呼吸协调性降低。改善呼吸功能的训练方法有缩唇呼吸法、按时呼吸法、呼吸肌训练等。呼吸肌训练包括深吸气和深呼气训练（如吹气球），尤其是胸式呼吸训练，可以增大胸廓扩展度，提高肺活量，提高讲话的流畅性；腹部加压训练可以训练呼吸肌力量，提高腹式呼吸能力，提高呼吸功能；呼吸体操锻炼膈肌、肋间肌等呼吸辅助肌，可进一步改善呼吸功能。

（三）神经调控技术

包括经颅磁刺激（TMS）、经颅直流电刺激（tDCS）、脑深部电刺激（DBS）及经颅交流电刺激（tACS）等，被证实对患者的运动症状（包括震颤、强直、运动迟缓、异动）有一定的改善作用，对步态障碍也有改善作用。其中重复经颅磁刺激（rTMS）可有效改善帕金森病运动症状，可选择高频（10Hz/5Hz）刺激初级皮质运动区（primary motor cortex area M1）改善运动迟缓症状，低频（1Hz）刺激辅助运动区（supple-mentary motor area，SMA）改善帕金森病患者的姿势和步态障碍。rTMS 可用于治疗帕金森病冻结步态，短期有效，高频刺激 M1 区或 SMA 区可能有效。

此外康复干预应采用多种方法，如有氧运动、水上运动、治疗性舞蹈、虚拟现实、日常生活活动训练和励-协夫曼语音治疗。有氧运动包括与娱乐、体育和休闲有关的有氧运动，如快走、慢跑、骑自行车、游泳、舞蹈、跳绳、骑马、瑜伽，以及乒乓球、网球、保龄球、高尔夫球、足球等球类运动；与工作、家庭有关的有氧运动，如农事、轻负重、割草、清扫和园艺、外部涂漆、清洗窗户、清理排水沟及护理老年人（穿衣、移动）等；中国传统心身锻炼，如太极、五禽戏、八段锦等。

二、言语障碍和吞咽障碍康复

（一）言语障碍康复

帕金森病的言语障碍表现为运动减少型构音障碍。通过有针对性地呼吸系统、发声系统训练，可改善言语的流畅性。帕金森病患者的言语训练可分为直接提高言语能力的言语和语言疗法（speech-language therapy，SLT）和补偿方法。LSVT 是应用最广泛的 SLT，被认为是针对帕金森病特异且有效的语音治疗技术，对改善患者发声器官运动幅度、纠正发声时自我感觉障碍有明显效果。强化 SLT 治疗应该至少进行 4 周，每次 30 分钟，每周 3 次以上。唱歌训练对患者的言语障碍及呼吸功能有一定效果。另外，一些新型训练仪器也应用到帕金森病患者的言语训练中，如延迟听觉反馈仪、语音放大设备、压舌板、节拍器等，可提高患者言语交流能力。rTMS 可以改善患者舌的活动，从而改善患者的言语清晰度。

（二）吞咽障碍的康复

帕金森病累及口咽部及喉部肌肉，导致肌肉僵直，影响吞咽功能。吞咽障碍训练方法包括口周及面部肌肉训练、颈部肌肉放松训练、改善咽部反射训练（如冰棒刺激训练）、语音训练。针对口腔期障碍，可进行唇、舌和下颌的运动功能训练。咽期障碍以发声训练为主，通过强化声带闭锁、延长呼气时间，改善呼吸控制，从而实现声门上吞咽，改善咳嗽能力，减少误吸风险。为了减少窒息，建议对患者进行有意识的安全吞咽教育。对于出现流涎的患者，建议分析可治疗的原因，指导患者采取适当的策略，如闭口、充分吞咽、正确的头部和身体姿势等。对于进食时容易呛噎的患者，可以尝试体积小、黏稠的食物。在用餐前激活头颈部区域，有意识地进行吞咽过程。也可采取 LSVT、呼气肌力量训练（expiratory muscle strength Training，EMST）等恢复性方法，其中呼气肌力量训练可以减少帕金森病患者的误吸，可用于帕金森病患者的吞咽治疗。此外，也可使用神经刺激技术包括无创脑刺激（non-invasive brain stimulation，NIBS）和经皮电刺激神经疗法（transcutaneous electric nerve stimulation）。其中 NIBS 最常用的技术是经颅直流电刺激（tDCS）和重复经颅磁刺激（rTMS）。而经皮电刺激神经疗法可以作为吞咽治疗的辅助治疗。

三、其他功能障碍康复

(一)认知障碍

帕金森病患者认知功能障碍主要表现为记忆力下降、回忆功能受损、执行功能下降和视空间障碍。认知康复治疗可通过进行注意力、视空间能力、回忆、定向力、抽象、推理及功能性任务的训练，提高认知功能。包括认知训练（cognitive training，CT）、rTMS、tDCS、舞蹈（探戈训练）、有氧运动（如卧式运动踏车或跑步机训练）等。其中高频（25Hz）rTMS刺激右侧前额叶背外侧（dorsolateral prefrontal cortex，DLPFC）区可能有助于改善帕金森病患者的执行功能；高频（25Hz）rTMS刺激额下回可能有助于改善帕金森病患者的额叶认知功能；高频（5Hz）rTMS刺激右顶叶皮质可能有助于提高帕金森病患者的学习能力；rTMS间歇性脉冲刺激DLPFC区可能有助于改善帕金森病患者的认知功能。

(二)情感障碍

焦虑、抑郁是帕金森病的常见并发症，不良情绪影响患者生活质量。帕金森病患者中40%~55%出现抑郁和焦虑等情感障碍，可给予认知行为疗法、心理疗法、家人支持、社会参与及物理因子疗法等改善情感障碍。其中rTMS可能改善帕金森病患者的焦虑症状，可选择高频刺激（5Hz/10Hz）双侧DLPFC区改善帕金森病患者的焦虑症状。rTMS可有效改善帕金森病患者抑郁症状，可选择高频刺激（5Hz）左侧DLPFC区改善帕金森病患者的抑郁症状，高频（5Hz）刺激双侧运动M1区可能有助于改善帕金森病患者的抑郁症状。

(三)睡眠障碍

帕金森病相关性睡眠障碍有多种形式，发生率可达到70%，严重影响患者生活质量和认知功能。改善睡眠障碍的方法包括心理治疗、合理使用镇静药治疗、运动疗法等。高频rTMS可改善帕金森病患者睡眠质量，刺激靶点可选择DLPFC区或顶叶等部位。

(四)疼痛康复

帕金森病患者疼痛的形式多种多样，以骨骼肌疼痛最常见，抑郁可诱发和加重帕金森病相关疼痛。除对因治疗外，物理因子疗法（如水疗法、热疗法）、中医推拿、规律的体育锻炼可缓解疼痛。如需要可联合使用镇痛药。

(五)直立性低血压康复

主要为身体抗压动作训练，包括交叉腿部动作、下蹲位、身体向前弯曲等动作训练；使用压力袜等；在休息或睡眠时床头抬高30°~40°等方法。

(六)泌尿功能康复

尿失禁的主要康复方法包括盆底肌训练或生物反馈疗法，以增强盆底肌力量，提高控尿能力；进行膀胱扩张训练，尽量延长排尿间隔时间，使膀胱容量逐步扩大；尿潴留时，建议定时定量饮水，或采取间歇性清洁导尿。

(七)直肠功能康复

主要进行腹肌和盆底肌训练；养成定时排便习惯，逐步建立排便反射；或通过直肠刺激方法诱发直肠-肛门反射，促进结肠，尤其是降结肠的蠕动。

四、日常生活指导

Hoehn-Yahr分期1~2期的患者日常生活活动能力几乎无明显下降，但患者可能出现扣扣子困难、无法用刀切比较硬的东西、毛巾无法完全拧干、不能很好地洗盘子等精细动作困难。这些多数情况下与患者自身的心理压力和丧失自信等原因有关。可以对这类患者进行一定的日常生活活动训练，目的是消除不安心理、增强自信心。Hoehn-Yahr 分期 3 期患者的日常生活障碍比 1～2 期明显，可对患者进行一定程度的日常生活活动训练及工具性日常生活活动训练。Hoehn-Yahr 分期 4 期患者的日常生活出现了较多困难，这时需要使患者尽量多地参与社会或娱乐活动，避免产生抑郁等心理障碍。Hoehn-Yahr 分期 5 期患者的日常生活有明显障碍，此时，努力维持残存的日常生活活动（进食动作等），尽量减少日常生活依赖成为主要目标。

1. 进食　首先患者需要处于稳定的坐位姿势，选用放置较稳定的食物容器及握柄较粗的叉子和勺子，食物容器及杯子下面放置防滑垫，以增强稳定性。对于存在吞咽障碍者，要把食物切成小块，煮软后进食。对进食动作完成困难的患者，需进行分解动作的指导。

2. 如厕　具体内容：①使用坐便器利于起坐；②尽可能使用便器进行排泄，减少纸尿裤的使用；③便器边安置把手，以利于患者坐起及站立，减少跌倒风险；④使用移动坐便器时，尽量选用带有肘托的；⑤卫生间的入口狭小容易使患者出现刻板步态，所以，针对狭小卫生间要对患者进行方向转换的动作指导。有条件的情况下对卫生间进行适当改造。

3. 穿衣　穿衣动作障碍是本病初期最早出现的障碍。扣纽扣和向上提裤子对患者来讲都是比较困难的。同时，由于自主神经功能障碍，患者足底部多汗，湿滑不稳，所以要指导患者正确选择衣物及鞋袜。尽量选择宽松前开身的衣服，最好是使用粘扣的；选择带拉链及穿脱方便的衣裤。

4. 洗澡　洗澡时间要选择在患者处于最佳活动状态时，这样可以减少由于活动不便而带来的不安全因素。浴缸要安放稳定，建议安装墙壁把手及防滑垫。进出浴缸时握紧墙壁安置的扶手，两腿分别先后进入浴缸以保证安全。

五、家居环境改造及辅助器具使用

使用辅助器具、适应性工具和环境改造可以弥补患者认知和运动方面的困难，减少跌倒次数，提高完成各种操作和任务的质量，使家庭生活更独立、更安全，也可以减轻照料者的负担，使护理工作变得省力。如重新安排房间里的家具，创建一个畅通无阻的行走和转弯路线；或增加床 / 椅 / 沙发的高度，垫高马桶，方便患者转移。

第五节　帕金森病康复病案示范

一、病史摘要
【主诉】　左侧肢体抖动、活动不灵活 4 年，累及右侧 3 年。

【现病史】　患者，男性，65 岁，4 年前无明显诱因出现左上肢远端不自主抖动，伴左上肢活动不灵活、僵硬；后症状逐渐加重，累及左下肢。就诊于当地医院神经内科，诊断为"帕金森病"，给予口服多巴丝肼治疗，初期可减轻上述症状，后药效逐渐减退，药量逐渐增加。3 年前患者右侧肢体也出现上述症状，伴行走迟缓，小碎步，转身易摔倒。肢体震颤安静时明显，双手呈现"搓丸样"动作，紧张、激动时加重，随意运动时减轻，睡眠后消失。两侧症状不对称，进行性加重，逐渐出现转头时必须同时转身；写字时字越写越小，起立困难、起床、翻身、穿脱衣服等日常生活活动能力下降，颜面部及躯干皮脂分泌过多，流涎，便秘、小便频数。无头痛头晕、吞咽障碍、饮水呛咳。治疗上予以口服多巴丝肼 250mg，每日 3 次，药物峰期可出现肢体不自主扭动表现。发病以来睡眠差，饮食可，大便干结明显，小便频繁。

【既往史】 否认一氧化碳中毒史、脑炎病史、重金属中毒史、农药中毒史、脑卒中病史，无家族遗传病史，无长期大量应用多巴胺 D_2 受体拮抗剂、多巴胺耗竭剂病史，否认药物、食物过敏史。

【并存疾病】 无。

【专科体格检查】 体温 36.2℃，呼吸 18 次 /min，脉搏 64 次 /min，血压 124/78mmHg。颈软，甲状腺无肿大。心率 64 次 /min，律齐，各心脏瓣膜听诊区未闻及病理性杂音。双肺呼吸音粗，未闻及干湿啰音。腹软，肝脾肋下未及脊柱无畸形，无压痛及叩击痛。神志清，认知功能粗测正常，音量低，语速慢，面具脸，流涎较多，颜面、躯干皮脂分泌增多。双眼球各方向活动自如，无眼球震颤；双侧鼻唇沟对称，伸舌居中。腭垂居中，咽反射存在。四肢肌张力高，呈齿轮样强直，左侧重于右侧；肌力 5 级。双手呈"搓丸样"震颤；感觉未见异常。双侧肱二头肌反射、膝跳反射（++），双侧 Hoffmann 征、Babinski 征阴性。四肢屈曲体态，慌张步态，小写征明显。

【辅助检查】 血尿常规、肝肾功能、电解质、凝血功能、甲状腺功能、肿瘤指标、人类免疫缺陷病毒（HIV）抗体、乙肝表面抗原、梅毒血清试验检查均未见明显异常。常规心电图、肝胆胰脾超声、心脏超声均未见明显异常。颅脑 MRI+ 弥散加权成像（DWI）未见明显异常。

【诊断及诊断依据】

诊断：帕金森病。

诊断依据：

1. 老年男性，既往无导致帕金森叠加综合征及帕金森综合征的病因。

2. 缓慢起病，进行性加重，最先发病的一侧肢体症状重于另一侧。

3. 临床症状包括运动症状，如静止性震颤、齿轮样强直、运动迟缓、面具脸、姿势异常、慌张步态；非运动症状，如便秘、小便频繁，颜面部、躯干皮脂分泌增多。

4. 辅助检查未见明显异常。

以上诊断依据符合帕金森病的诊断标准，故诊断成立。

二、康复评定

利用 Hoehn-Yahr 分期量表评定疾病严重程度，该患者为 3 期。利用 MDS-UPDRS Ⅲ 对运动迟缓、僵硬、姿势平衡障碍、步态异常和手功能活动障碍等进行评定，该患者得分 27 分。选择 Berg 平衡量表评定姿势平衡障碍，该患者评分 24 分。

用徒手肌力评定（MMT）进行肌力评定，患者肌力 5 级；选择 Borg 主观体力感觉等级量表评定体力，患者得分 1 分。用饮水试验来筛查吞咽障碍情况，该患者分级为 2 级。应用帕金森病非运动症状评定量表（NMSS）进行非运动症状评定，患者得分 31 分。

利用改良 Barthel 指数（MBI）对基本生活活动能力进行评定，患者得分 89 分；利用功能独立性评定量表（FIM）对工具性日常生活活动能力及认知功能进行评定，患者得分 108 分。

利用健康调查量表 36（SF-36）进行生活质量评定，该患者得分 61 分。

三、康复诊断

1.**运动功能障碍** 患者存在肌张力障碍、平衡障碍、肢体协调障碍、步态异常、四肢关节伸展活动受限、手功能活动障碍。

2.**构音障碍** 患者存在音量低，语速慢。

3.**吞咽障碍** 患者出现流涎。

4.**情绪障碍** 患者有轻微抑郁。

5.**睡眠障碍** 患者睡眠质量欠佳。

6.**二便障碍** 便秘、小便频繁。

7.**日常生活活动能力障碍** 患者存在翻身、穿脱衣服等日常生活活动能力障碍。

8.**参与受限** 患者存在娱乐、运动等参与受限。

四、康复治疗

制订康复目标。本患者无认知功能障碍及抑郁等神经精神异常，近期康复目标为：改善患者在日常生活活动中的安全性和自理能力，争取提高平衡和协调能力；维持或提高体能，防止摔倒；降低肌张力；改善四肢关节伸展活动范围；改善手功能活动；改善构音和吞咽障碍；改善睡眠质量及二便功能。

远期目标：实现工具性日常生活活动大部分自理，Hoehn-Yahr 分期降低。提高患者娱乐、运动等参与能力，改善患者生活质量。

（一）运动功能康复

患者运动功能训练的重点应放在转移、身体姿势、及物及操作、平衡及步态训练 4 方面。这需要物理治疗师和作业治疗师、心理治疗师、营养师的共同配合。具体内容如下：

1.**放松训练** 给予缓慢前庭刺激，可使其全身肌肉松弛，如仰卧位，头缓慢转向左侧，同时双下肢向右侧转动；侧卧位，一侧上肢肩外展90°，肘屈曲90°，有利于侧卧上部和下部躯干的转动。从被动运动到主动运动，从小范围运动开始，逐步进行到全范围运动，不仅对帕金森病的强直有松弛作用，也能克服运动迟缓带来的损伤。

2.**关节活动训练** 关节主动或被动训练的重点是扩大活动范围。牵伸缩短且绷紧的屈肌，特别是挛缩肌肉时，可应用关节松动技术。要在患者被牵拉肌肉的最大耐受范围内进行，避免过度牵拉及疼痛，以免刺激痛觉受体和产生反射性肌肉收缩，撕伤组织，形成瘢痕，使关节活动范围变小。

3.**平衡功能训练** 在坐位无支撑的情况下双上肢在胸前交叉前伸；躯干最大限度旋转；尽可能抬高一侧臀部；双上肢伸直状态下交替上下摆动；各个方向抛接球等。在站立位下从不同方向抛接球，双足支撑面逐渐缩小，然后双脚一前一后站立位抛接球。在站立位不同方向接物，包括从地上捡物品等。

4.**从坐到站训练** 坐位，移到椅子边缘，双足放在椅下，躯干前倾，双上肢支撑站立。

5.**步行训练**

（1）节律性训练：增加有节律的听觉或视觉外界刺激可以使运动更协调。步行时进行听觉刺激的方法有：患者根据随身听的节奏步行；根据乐器或治疗师拍打的节拍步行；步行时患者或其他人唱歌或计数。视觉刺激的方法有：让患者跟随另一人步行或在步道上步行。视觉或听觉刺激还可用于患者起步及停下的指令。在进行有节律的外界刺激后可以明显改善帕金森病患者步速、步频、跨步长、摆动相时间等。

（2）音乐疗法：音乐疗法可以增加患者的步速，改善平衡功能。

（3）平板训练：作为一种刺激步行装置，可以帮助患者增加步幅，缩短跨步及摆动相时间。

（4）全身振动训练：可以改善僵硬、震颤症状，矫正异常姿势及步态。

6. **手功能训练**　重点进行够取、抓握和操控物体训练，提高活动的速度、稳定性、协调性和准确性。

7. **吞咽功能训练**　进行唇、舌和下颌的运动功能训练。提醒充分闭合口唇和增加吞咽唾液的频率。

8. **睡眠康复**　采用刺激控制疗法和睡眠限制疗法。刺激控制疗法以改善睡眠环境与睡意之间相互作用为主，恢复卧床作为诱导睡眠信号的作用，使患者易于入睡。睡眠限制疗法旨在打破不良的睡眠习惯，减少床上非睡眠行为，引起轻度睡眠剥夺，重新建立床与睡眠的条件反射，提高睡眠效率。

9. **二便功能康复**　可选择盆底肌训练或生物反馈疗法以增强患者盆底肌肉力量，提高控尿能力；进行膀胱扩张训练，尽量延长排尿间隔时间，使膀胱容量逐步扩大。主要进行腹肌和盆底部肌肉运动训练；养成定时排便习惯，逐步建立排便反射；或通过直肠刺激方法诱发直肠 - 肛门反射，促进结肠，尤其是降结肠的蠕动。

（二）作业治疗

作业治疗师应该建议患者改造家庭环境，如改蹲便为坐便、床边安装扶手，使患者更容易进行如厕、翻身、起立等日常生活活动。对患者进行日常生活动作指导，包括翻身、穿衣。进行作业治疗，让患者意识到自己在自我护理、家庭环境及社区环境中的不足，保持正常的心态，积极进行康复训练。

（三）物理因子疗法

1. **重复经颅磁刺激（rTMS）**　rTMS 可有效改善帕金森病运动症状，可选择高频（10Hz/5Hz）刺激 M1 区以改善运动迟缓症状；低频（1Hz）刺激 SMA 区以改善帕金森病患者姿势和步态障碍；高频（25Hz）rTMS 刺激右侧 DLPFC 区可能有助于改善帕金森病患者执行功能；高频 rTMS 可改善帕金森病患者睡眠质量，刺激靶点可选择 DLPFC 区或顶叶等部位；高频（20Hz）rTMS 刺激双侧 M1 区可能有助于改善帕金森病患者的吞咽障碍。

2. **经颅直流电刺激**　改善患者的认知功能。

3. **神经肌肉电刺激疗法**　利用两组电流交替刺激痉挛肌及拮抗肌，可达到松弛痉挛肌的目的，同时可促进肢体血液循环及肌力和功能的恢复。

4. **水疗法、热疗法、肌电生物反馈疗法**均可降低肌张力，缓解肌强直。

（四）构音障碍训练

患者的构音障碍主要由运动迟缓及肌肉强直所致，训练时应进行口面部及舌的运动功能训练，配合音乐进行发声、气息训练，进行呼吸功能训练，提高肺活量有助于改善构音障碍。

（李秋艳　王丽琼　刘沙鑫）

第六章

阿尔茨海默病康复

学习要求:

1.掌握阿尔茨海默病功能障碍的临床表现、认知功能评定、精神行为障碍评定、吞咽功能评定、活动与参与能力评定、康复治疗的原则、认知障碍康复技术、日常生活活动训练。

2.熟悉阿尔茨海默病流行病学、结构评定内容、失用的康复治疗及其他康复方法。

学习思考:

1.阿尔茨海默病康复评定的内容与方法有哪些?

2.阿尔茨海默病康复治疗的方法有哪些?

3.阿尔茨海默病康复治疗的国际前沿技术是什么?

第一节　阿尔茨海默病概述

一、定义

阿尔茨海默病(Alzheimer disease,AD)是发生在老年前期及老年期,以进行性认知功能障碍和行为损害为特征的中枢神经系统退行性病变。主要临床表现为进行性的记忆力障碍,分析判断能力衰退、精神行为失常,日常生活能力下降,甚至意识模糊,最后死于肺部或尿路感染。对 AD 患者进行早期、正规、系统、全面的康复,可改变行为水平的可塑性及脑结构与功能水平的可塑性,从而减轻功能障碍,延缓病情进展,增强社会参与能力,改善患者生活质量。

二、流行病学

我国 65 岁以上人群中 AD 患者占 3%～7%,西方国家为 4%～8%。85 岁以上人群中,每 3～4 名老年人中就有 1 名 AD 患者。我国现有 AD 患者超过 1000 万人,全球 AD 患者达 2400 万人。随着发展中国家老龄化进程加快,全世界患病人数将逐年增加。在 65～90 岁人群中,患病率随年龄增长而增高,平均年龄每增加 5 岁,患病率约增加 1 倍。AD 女性患病率显著高于男性。在我国,高龄、女性、低教育、农村地区人群是 AD 的高发危险人群。

三、病因病理

(一)病因

AD 的病因目前尚不十分明确,普遍认为是一种多因素参与的复杂病理过程。AD 可分为家族性 AD 和散发性 AD,其发生可能与以下因素有关。

1.遗传　家族性 AD 常见 21 号染色体淀粉样前体蛋白(amyloid precursor protein,*APP*)(β-淀粉样蛋白的前体)基因、14 号染色体的早老蛋白 1(presenilin-1,*PS1*)基因、1 号染色体早老蛋白 2（presenilin-2，*PS2*）基因突变。散发性 AD 常见 19 号染色体的载脂蛋白 E（apolipoprotein E，*ApoE*）基因及其他一些尚未确定的基因突变。

2. 其他　近年来学者们逐渐认识到 AD 是一种复杂的多因素疾病，其中年龄、性别、家族史和携带载脂蛋白 E（*ApoE*）*E4* 等位基因是 AD 发病的重要危险因素；除这些不可控危险因素之外，尚有多种可控危险因素，主要包括血管病相关危险因素、生活行为方式、社会心理因素等。此外，还有多种与 AD 发生发展相关的保护性因素，包括青少年期文化教育、成年期工作复杂程度，以及中晚年业余时间参加社交、认知或智力刺激活动及体力锻炼活动等。

（二）病理

AD 患者病理表现为脑的体积缩小和重量减轻，脑沟加深、变宽，脑回萎缩，颞叶特别是海马区萎缩。组织病理改变为嗜银神经轴索突起包绕淀粉样变性而形成神经炎斑（neuritic plaque，NP）、过度磷酸化的微管 tau 蛋白于神经元内高度螺旋化形成神经原纤维缠结（neurofibrillary tangle，NFT）、神经元缺失和胶质增生等。

四、临床表现

AD 起病隐匿，很难确切了解具体的发病时间，为持续进展性病程。临床症状主要可分为认知功能减退及其伴随的社会生活功能减退症状和非认知性神经精神症状。AD 包括两个阶段：痴呆前阶段和痴呆阶段。

（一）痴呆前阶段

痴呆前阶段又分为轻度认知功能障碍发生前期（pre-mild cognitive impairment，pre-MCI）和轻度认知功能障碍期（mild cognitive impairment，MCI）。在 pre-MCI，患者没有任何临床表现或仅主诉轻微的记忆力减退。在 MCI，患者可有轻度的记忆力受损，表现为学习和记忆新知识能力下降。其他认知能力可有轻度受损，但未达到痴呆诊断标准。此阶段并无明显的神经精神症状。

（二）痴呆阶段

痴呆阶段患者出现明显的认知功能障碍，如记忆障碍、语言障碍、失用、失认，以及计算、判断、概括、综合分析、解决问题等执行功能障碍。同时还可能伴有精神行为异常。

1. 记忆障碍　AD 最常见的症状，初期以近期记忆障碍为主，逐渐发展为远期记忆障碍，表现为长时记忆、短时记忆和瞬时记忆三种记忆障碍同时存在。

2. 语言障碍　AD 早期患者仅表现为自发性言语减少，一般性的社会交往性语言能力相对保持较好。随着病情的发展，可出现找词困难、表达复杂思想的语言能力降低，有时会出现谈话内容空洞、单调、重复，语言理解障碍，严重时无法进行深层次的思想交流。

3. 失认及失用　视空间障碍在早期即可出现，常导致看地图、画钟、绘画、搭积木等空间识别或空间性操作任务无法完成。失认患者通常不能阅读，不能通过视觉辨别物品，严重时不能辨别亲友甚至自己。易在陌生的环境中迷失方向，严重者在熟悉的地方也会迷路。听觉失认患者不能识别周围声音，难以理解语音、语调及语言的意义。部分失用患者可失去吃饭、穿衣、做家务等基本生活能力，日常生活无法自理；还可表现为日常工作和学习能力下降，组织、计划和管理能力减退等执行功能障碍。

4. 非认知性神经精神症状　AD 患者经常出现知觉、思维内容、心境和行为紊乱，常表现为焦虑、抑郁、淡漠、妄想、幻听、幻视、睡眠障碍、冲动攻击、行为怪异、饮食障碍、性行为异常等。在轻度痴呆阶段，多表现为暴躁、易怒、焦虑；痴呆较重时，多呈现表情淡漠、沉默寡言或者兴奋欣快、言语增多等情感障碍。常伴有幻听、幻视，合并猜疑或妄想等精神症状。常伴身体攻击、语言攻击、无目的的重复活动，整日不停漫步，跟随照料人员，发出尖叫、怪异行为等行为活动异常。部分患者还伴有饮食减少、体重减轻，或饮食不知饱足、体重增加，或异食癖等。认知或非认知功能损害常导致患者社会生活活动能力和职业技能明显减退，不能胜任以往工作，丧失必要的工作能力和社交技能。

5. AD 神经系统症状及体征　随着病情进展到中晚期，部分患者可伴有锥体外系体征（肌张力升高、运动迟缓、肌阵挛）、头痛、偏瘫、失语、肢体活动不灵、步态障碍、尿失禁、下颌反射、吸吮反射等局灶性神经系统症状及体征。

第二节　阿尔茨海默病康复评定

AD 的康复评定包括临床评定和基于《国际功能、残疾和健康分类》（International Classification of Functioning，Disability and Health，ICF）的身体功能和结构、活动和参与能力的评定。当考虑 AD 可能时，可使用一系列痴呆相关筛查量表进行初步筛查、分级评定、精神行为评定等。对于早期 AD 患者，这些评测对诊断具有重要的参考价值，但是，绝大部分中、重度患者无法完成这些复杂的心理测试。

一、临床评定

AD 诊断标准可以参考 AD 临床诊断的"核心标准"（NIA-AA）、AD 所致重度神经认知障碍临床诊断标准［《精神障碍诊断与统计手册（第五版）》（DSM-5）］及 AD 诊断的研究标准（IWG-2）。在排除意识障碍、谵妄、假性痴呆（中重度抑郁等导致），以及短暂意识混乱和药物、毒物等导致的智能下降等情况后，依据临床表现、日常生活能力受损情况、认知评估等可确定 AD 的严重程度。

二、功能评定

1. 认知功能评定　包括综合认知功能和单项认知域评定两部分内容。

（1）综合认知功能评定：先应用简易量表进行评定，如结果异常，需要进行详细的成套神经心理学量表测评。简易量表有简易精神状态检查（mini mental status examination，MMSE）、蒙特利尔认知评估（Montreal cognitive assessment，MoCA）、画钟测验（clock drawing test，CDT）和测试你的记忆（test your memory，TYM）等。成套量表可提示患者认知功能受损的具体内容和严重程度，有助于制订针对性的康复治疗措施，常用量表为阿尔茨海默病评定量表 - 认知分量表（Alzheimer disease assessment scale-cognition，ADAS-Cog），也可选用洛文斯坦因作业疗法认知评定（Loeweistein occupational therapy cognitive assessment，LOTCA）和神经行为认知状态检查（neurobehavioral cognitive status exam，NCS）等。

（2）单项认知域的评定：可根据 DSM-5 神经认知障碍（neuro-cognitive disorder，NCD）6 项认知领域，初步分析判断临床表现的认知障碍类型，应用相应的测验方法进行评定。

1）复合性注意功能评定：注意是心理活动或意识对一定对象的指向与集中，包括持续性注意、分配性注意、选择性注意和加工速度。AD 患者常表现为进行持续和重复活动时不能集中注意，易受干扰，不能根据需要及时转向新的对象。可应用 Stroop 色词测验评定选择性注意；双重任务评定分配性注意；划消测验和视觉跟踪评定持续性注意；字母 - 数字排序评定转换性注意；数字广度评定注意广度。

2）执行功能评定：执行功能是指有效地启动并完成有目的活动的综合应用能力，包括计划、决策、工作记忆、对反馈的反应 / 误差校正、习惯管控 / 抑制和心理灵活性等能力。AD患者常表现为一段时间只能专注于 1 项任务，不能独立计划日常生活的重要活动，做决定时需依赖他人。可在 1 分钟内说出不同类别词汇（如水果或动物的名称）的词语流畅测验、数字和 / 或字母连线测验，也可用颜色 - 形状分类测验、威斯康星卡片分类测验、伦敦塔测验和迷宫测验等进行执行功能评定。

3）学习和记忆功能评定：记忆是人脑对所经历事物的识记、保持、再现或再认，包括瞬时记忆、短时记忆（自由回忆、线索回忆和再认记忆）、长时记忆（语义记忆和自传体记忆）和内隐学习。其中记忆力下降是 AD 患者最常出现和最早出现的症状。早期主要是近期记忆减退、难以回忆起最近发生的事件，且越来越依赖列表或日历，出现记忆保存和学习新知识困难，随着病情进展，远期记忆也受损，并逐渐出现虚构。可使用数字广度评定瞬时记忆、字母 - 数字排序评定短时记忆或工作记忆；可用 Rey 复杂图形（Rey complex figure）、本顿视觉保持测验（Benton visual retention test）和面容再认测验等评定视觉记忆；可用词语流畅性（如动物、植物和衣服）和命名测验评定语义记忆；可用临床记忆量表（clinical memory scale）和韦氏记忆量表（Wechsler memory scale，WMS）等成套量表进行综合评定。

4）语言功能评定：语言是大脑对语言符号的组织、理解和表达，包括表达性语言（命名、找词和流畅性）和理解性语言（语法和句法），主要从听、说、读、写、命名和复述 6 个方面进行评定。找词困难是 AD 患者最早出现的言语障碍，缺乏实质词汇而表现为空话连篇；疾病初期物品命名可能正常，随后对常用物品名称和亲属的名字也不能命名；AD 患者言语的发音、语调及语法结构一般到晚期仍可保持相对正常，而语义方面则进行性受损。随着 AD 发展，语言的实用内容逐渐减少，会用的词越来越少，交谈能力下降，终至缄默不语，不能与外界交流，更加速了 AD 的进程。可用在 1 分钟内尽可能多地说出相同语义条目（如动物）或者相同语音的词语（如以"发"开头的词语）评定词语流畅性；可用标记测验（token test）评定语言理解功能；常采用波士顿诊断性失语检查（Boston diagnostic aphasia examination，BDAE）、西方失语症成套测验（Western aphasia battery，WAB）（汉化版）、汉语失语成套测验（aphasia battery in Chinese，ABC）、中国康复研究中心失语症检查法（China rehabilitation research center aphasia examination，CRRCAE）等量表进行系统评定，确定语言障碍类型和严重程度。

5）知觉性运动评定：知觉性运动包括视知觉、视觉构象、知觉性运动协调、运用和知觉整合。当知觉整合出现问题时表现为失认，按感觉通道不同将失认分为视觉失认、触觉失认、听觉失认及体像失认等。AD 患者表现为图形背景分辨困难，如不能在抽屉中发现要找的东西，在熟悉的环境中走错方向或迷路；对物体上下左右的方位概念缺失，如不能准确判断物品的方位、穿衣时不知前后里外、戴眼镜时上下颠倒、不能列竖式运算等。中晚期患者常发生物体、面容和颜色等视觉失认，如面容失认患者不认识家人和配偶，严重时不认识镜子中的自己。常用画钟测验、积木测验和 Rey 复杂图形测验评定视空间功能，可以让患者对相应刺激进行辨识，以评估有无失认。

6）社会认知评定：社会认知是个人对他人的心理状态、行为动机、意向等作出推测与判断的过程，包括情绪识别、心智理论［又称心理推测能力（theory of mind，TOM）］和洞察。AD 患者表现为行为明显超出可接受的社交范围，如对着装的得体或对谈论话题等社交规范的不敏感、过分聚焦在一个团体不感兴趣的话题、行为意向不考虑家人或朋友、做决定时不顾安全。可用对代表不同正性（微笑）和负性（发怒）面部情绪表达的判断来评定情绪识别，采用附有问题的故事卡片来评定考虑其他人精神状态或经历的能力。

2. 运动功能障碍评定　AD 患者的运动功能早期多正常，疾病中期随着大脑萎缩进行性加重，顶叶等大脑皮质的运用相关脑区受累可出现失用，部分 AD 患者可能会合并锥体系或锥体外系受损。此外，AD 患者常因运动减少或卧床而产生废用综合征，主要表现为近端大肌群、核心肌群和躯干肌萎缩无力而引发继发性运动功能障碍。上述原因常导致患者跌倒风险增加。AD 患者运动功能障碍的评定主要包括综合运动功能、步行功能及运用功能的评定。

（1）综合运动功能评定：如合并锥体系受损存在肢体瘫痪和痉挛时，采用布伦斯特伦技术（Brunnstrom 技术）评定运动功能，采用改良 Ashworth 量表评定肌张力；评定失用性肌无力时，可采用徒手肌力评定（manual muscle test，MMT）的 Lovett 6 级分级法；用目测法或者量角器测定关节活动范围；可用指鼻试验、指 - 指试验、对指试验、轮替试验、跟 - 膝 - 胫试验及姿势转换评定肢体粗大运动的协调功能；可用简易上肢功能检查（simple test for evaluating hand function，STEF）和九孔柱测试（nine-hole peg test，NHPT）评定上肢精细运动的协调功能；应用 Lindmark 平衡反应测试和 Berg 平衡量表（Berg balance scale，BBS）评定站立平衡能力，也可用动静态平衡测试系统等进行精确的定量评定。

（2）步行功能评定：可选择功能性步行分级（functional ambulation classification，FAC）进行整体步行能力评估；可采用威斯康星步态量表（Wisconsin gait scale，WGS）和美国加利福尼亚州 Rancho Los Amigos（RLA）医学中心提出的 RLA 目测步态分析法评定步态；10m 步行测试（10-metre walk test，10MWT）评定步速；可应用起立 - 行走计时测试（timed up and go test，TUGT）评估功能性移动能力及步行安全性，也可应用三维可穿戴式动态步态分析进行定量评定，其中，认知与步行双任务灵敏度更高。平衡及步行能力减退、跌倒风险增加时，可通过跌倒风险指数（fall risk index，FRI）和修订版跌倒效能量表（modified falls efficacy scale，MFES）及 Morse 跌倒量表（Morse fall scale，MFS）评估跌倒风险。

（3）运用功能评定：运用是指由大脑高级感觉运动皮质控制产生肌群的协调收缩，完成有效动作的功能。失用指在运动、感觉、共济均无异常的情况下，无法完成以前某些熟练的动作，包括意念性失用、意念运动性失用、运动性失用、穿衣失用和步行失用等。AD 失用可表现为不会使用常用物品和工具，如不能正确使用刮胡刀、不会开锁，甚至不能用筷子和勺子吃饭。失用检查应按照由易到难的 3 个步骤：先口头指令，再动作模仿，最后实物操作。可用上肢失用症评定量表（test for upper limb apraxia，TULIA）或应用床边评估的上肢失用症筛查（apraxia screen of TULIA，AST）评估上肢失用。

3. 精神行为障碍评定　AD 的精神行为症状是指患者常出现知觉、思维内容、心境和行为等方面的障碍。随着 AD 患者认知能力的下降，出现神经精神症状的频率增加。情感症状包括焦虑、抑郁、多疑、淡漠、意志减退；精神症状主要为幻觉，谵妄，被害、被窃和嫉妒妄想等。行为异常包括身体 / 言语攻击、脱抑制、游荡、多动、囤积物品、捡拾垃圾和睡眠障碍等。

有些患者有明显的性格改变，如既往慷慨的人变得吝啬。在 AD 的轻度阶段，更容易出现情感症状；中度认知功能障碍患者易出现焦虑和精神病行为。淡漠和抑郁均可表现为兴趣减退、主动性差、行动迟缓和缺乏精力，两者的区别是淡漠通常无情绪低落和焦虑。与淡漠和抑郁相反的症状为主观不愉快的恐惧体验，如恐惧、紧张、恐慌，或与自主神经激活相关的担忧，以及可观察到紧张的身体和运动表现。通常应用 AD 行为病理量表（behavioral pathology in Alzheimer disease scale，BEHAVE-AD）和神经精神问卷（neuropsychiatric inventory-questionnaire，NPI-Q）评估精神行为障碍；可应用康奈尔痴呆抑郁量表（Cornell scale for depression in dementia，CSDD）进行情感障碍评定；轻度 AD 患者也可采用汉密尔顿焦虑量表（Hamilton anxiety scale，HAMA）和汉密尔顿抑郁量表（Hamilton depression scale，HAMD）进行评定；可应用痴呆情感淡漠访谈和等级量表（dementia apathy interview and rating，DAIR）或情感淡漠评定量表（apathy evaluation scale，AES）评定情感淡漠。

4. 整体评定　国内外常对 AD 患者的认知功能、精神行为和日常生活能力等障碍进行整体评定，可以较为有效地评估患者的严重程度。常用的量表有临床痴呆评定量表（clinical dementia rating，CDR）、总体衰退量表（global deteriorate scale，GDS）和临床总体印象量表（clinical global impression，CGI）等。其中 CDR 具有良好的信度和效度，是国内外最常用的痴呆严重程度分级量表。该量表主要对记忆力、定向力、判断与解决问题的能力、社会事务能力、家务与业余爱好、个人自理能力等 6 个方面进行评定，根据评分规定，可判定为认知正常、可疑痴呆、轻度痴呆、中度痴呆和重度痴呆 5 级。

5. 吞咽功能评定　针对有饮水呛咳和吞咽困难的 AD 患者，应进行吞咽功能评定，明确吞咽障碍的程度。AD 患者的吞咽障碍多发生在认知期。对于怀疑存在误吸的患者，推荐使用吞咽造影录像检查（video fluoroscopic swallowing study，VFSS）或吞咽纤维内镜检查（fiberoptic endoscopic evaluation of swallowing，FEES），明确误吸的类型和原因，以便指导吞咽康复治疗方案的制订，还应重视照料者培训和教育及社会支持等。

三、结构评定

1. 实验室检查　常用的包括血、尿、粪便常规，肝、肾、甲状腺功能检查，血脂、血糖、血清叶酸和维生素 B_{12} 浓度检测，血清梅毒筛查，人类免疫缺陷病毒（HIV）抗体、伯氏疏螺旋体及遗传学检测等。还可进行脑脊液 β-淀粉样蛋白（$A\beta_{1-42}$）、总 tau 蛋白（T-tau）、磷酸化 tau 蛋白（P-tau）、14-3-3 蛋白定量检测，脑脊液常规检测，以及 *APP*、*PS*1、*PS*2 等基因检测。联合检测 $A\beta_{1-42}$ 和 P-tau 是目前 AD 与非 AD 痴呆早期鉴别最有效的生物标记物，敏感性和特异性均可达到 80%～90%。基因检测可用于有家族痴呆史患者的诊断，以及有明确家族史，且有明显的常染色体显性遗传危险个体的预测。

2. 影像学检查　颅脑 CT 检查可用于可疑 AD 患者的初步筛查手段。颅脑 MRI（T_1、T_2 加权和 FLAIR）检查能增加诊断及鉴别诊断的特异性。对 AD 患者进行颅脑 MRI 随访有助于判断疾病预后及药物疗效。PET、单光子发射计算机体层摄影（SPECT）检查可见额、颞、顶叶脑区葡萄糖代谢率和脑血流量变化，与 AD 的严重程度相关，其中 β-淀粉样蛋白（Aβ）的 PET 是近年迅速发展起来的特异性诊断 AD 的成像技术。与 PET 相比，SPECT 脑显像分辨率较低，对 AD 诊断的敏感性和正确性低于 PET 检查。

3. 电生理检查　脑电图检查早期可见波幅降低和 α 节律减慢，晚期可见弥漫性慢波。经颅多普勒超声、脑电图、诱发电位事件相关电位等检查对于鉴别正常老化与痴呆有一定的辅助诊断价值，但特异性不高。

4. 营养状态评定　随着痴呆患者程度加重，营养不良的发生率增高，可应用简易营养评估表（short-form mini-nutritional assessment，MNA-SF）、皇家医学院营养筛查系统（imperial nutritional screening system，INSYST）进行评价。

四、活动评定

评定日常生活活动能力的测验很多，测试项目主要包括基础性日常生活活动（basic activity of daily living，BADL）能力和复杂的工具性日常生活活动（instrumental activity of daily living，IADL）能力两部分。常用评估工具包括日常生活活动量表（activity of daily living scale）、阿尔茨海默病协作研究日常生活活动量表（ADCS-ADL）、Lawton 工具性日常生活活动量表（instrumental ADL scale of Lawton）等。国内多采用 ADL 量表进行评估，该量表是常用的评价老年人日常生活活动能力的工具，共含 20 项测验内容，其中前 8 项检测 BADL 能力，后 12 项评估 IADL 能力。ADL 量表见表 6-1。

表 6-1 日常生活活动（ADL）量表

项目	评分 / 分			
吃饭	1	2	3	4
穿脱衣服	1	2	3	4
洗漱	1	2	3	4
上下床、坐下或站起	1	2	3	4
室内走动	1	2	3	4
上厕所	1	2	3	4
大小便控制	1	2	3	4
洗澡	1	2	3	4
自己搭乘公共汽车（知道乘哪一路车，并能独自去）	1	2	3	4
在居住地附近活动	1	2	3	4
自己做饭（包括生火）	1	2	3	4
吃药（能记住按时服药，并能正确服药）	1	2	3	4
一般轻松家务（扫地、擦桌子）	1	2	3	4
较重家务（擦地板、擦窗户、搬东西等）	1	2	3	4
洗自己衣服	1	2	3	4
剪指 / 趾甲	1	2	3	4
购物	1	2	3	4
使用电话	1	2	3	4
管理个人财务	1	2	3	4
独自在家（能独自在家待一日）	1	2	3	4

注：每项内容评分标准为 4 级。1 分，自己完全可以完成；2 分，有些困难，自己尚能完成；3 分，需要帮助；4 分，自己根本无法完成；总分为 20～80 分，分数越高，能力越差。

五、参与评定

AD 康复的目的就是使患者能够最大限度地恢复功能，重返社会。而能否重返社会，除了躯体功能的良好状态外，患者社会功能的完好也是必不可少的。社会生活能力的评估主要包括评价患者参与各种社会活动的情况，包括工作、社交及参与各种娱乐活动等。临床上常使用社会生活能力概况评定量表（rating scale of social ability，RSSA）和功能活动问卷（functional activity questionnaire，FAQ）进行评定，也可以应用 AD 生命质量测评量表（quality of life-Alzheimer's disease，QOL-AD）及健康调查量表 36（36-item short form health survey，SF-36）。其中 RSSA 和 FAQ 见表 6-2 和表 6-3。

表 6-2　社会生活能力概况评定量表（RSSA）

评定内容	评分 / 分		
1. 上班或上学情况：与伤病前相同	是 20	否 0	
2. 参加社交活动（探访亲友等）	从不参加 0	极少参加 5	正常参加 10
3. 参加社团活动（工会、联谊会、学会等）	从不参加 0	极少参加 5	正常参加 10
4. 与别人进行下象棋、参观旅行、打球、看球赛等文体活动	从不参加 0	极少参加 5	正常参加 10
5. 与别人一起看电视、谈话、听音乐、上公园、散步、购物等业余消遣活动	从不参加 0	极少参加 5	正常参加 10

注：根据总分来评定。0 分，社会生活能力重度障碍；≤20 分，社会生活能力中度障碍；20～40 分，社会生活能力中度障碍；60 分，社会生活能力正常。

表 6-3　功能活动问卷（FAQ）

项目	圈上最合适的情况
1. 使用各种票证（正确地使用、不过期）	0　1　2　9
2. 按时支付各种票据（如房租、水电费等）	0　1　2　9
3. 自行购物（买衣服、食物及家庭用品等）	0　1　2　9
4. 参加需技巧性的游戏活动（如下棋、木工、书法、摄影等）	0　1　2　9
5. 使用炉子（包括生炉子、熄灭炉子）	0　1　2　9
6. 准备一顿饭菜（有饭、菜、汤）	0　1　2　9
7. 关心和了解新鲜事物（国家大事或身边发生的事）	0　1　2　9
8. 持续 1 小时以上专注看电视或书，并能理解、评论其内容	0　1　2　9
9. 记得重要的约定（如领退休金、约会、接送孩子等）	0　1　2　9
10. 独自外出或走亲访友（较远距离，如 3 站公交车距离）	0　1　2　9

注：0 代表没有任何困难，能独立完成；1 代表有些困难需要他人指导或帮助；2 代表本人无法完全完成，或几乎完全由他人代替完成；9 代表不知道或不适合，如从未从事过这项活动。

六、环境方面评定

可以通过与患者和 / 或家庭成员（照顾者）访谈和家访（或实际居住环境的考察）的方式，评定患者在现实环境中的作业表现及安全性。

第三节　阿尔茨海默病康复诊断

一、认知功能障碍

认知功能障碍主要有注意功能障碍、执行功能障碍、学习和记忆功能障碍、语言功能障碍、社会认知障碍。

二、运动功能障碍

合并锥体系受损时表现为肢体瘫痪和痉挛，失用性肌无力，卧床导致的关节活动范围下降，平衡协调功能障碍，步行能力减退，跌倒风险增加，失用（意念性失用、意念运动性失用、运动性失用、穿衣失用和步行失用）。AD 失用可表现为不会使用常用物品和工具，如不能正确使用刮胡刀、不会开锁，甚至不能用筷子和勺子吃饭等。

三、精神和行为障碍

AD 的精神和行为障碍有：情感症状，包括焦虑、抑郁、多疑、淡漠、意志减退；精神症状，包括幻觉、谵妄、被害、被窃和嫉妒妄想等；行为异常，包括身体 / 言语攻击、脱抑制、游荡、多动、囤积物品、捡拾垃圾和睡眠障碍等；有些患者有明显的性格改变。

四、吞咽障碍

AD 患者早期一般不伴有吞咽障碍，吞咽障碍多发生在中期认知受损明显时及后期。中期表现为挑食，不配合，口期食团推送时间延长，吞咽启动困难，吞咽反射延迟，会厌谷残留；晚期表现为咳嗽反射减弱，口腔食物残留，拒绝进食导致进食减少、误吸。

五、营养不良

AD 患者的认知障碍及吞咽障碍可导致能量摄入不足，体重减轻，肌肉量减少，皮下脂肪减少，出现可能掩盖体重减轻的局部或全身积液；严重者出现贫血、血脂降低及低蛋白血症等。

六、日常生活能力、工作能力、社交能力下降

由于记忆力的减退和认知缺损等，患者的生活和工作能力明显降低，不能胜任日常工作和处理生活中的常见问题或经常出差错，如做事颠三倒四，烧焦饭菜，忘关煤气开关，买东西时搞不清价钱，不能按时、按量服药等。由于定向障碍、语言交流困难，患者不愿或害怕外出等，患者社交活动减少，社交能力进一步下降。

第四节　阿尔茨海默病康复治疗

对诊断明确的 AD 患者，首先应进行痴呆严重程度的评定，分为 MCI 和轻、中、重度痴呆；然后以 ICF 为指导，进行认知、运动、精神行为、日常生活活动（ADL）能力和参与能力等方面的康复评定；最后，依据各项评定结果，明确目前存在的功能障碍类型、严重程度及可能原因，以制订相应的康复目标和治疗计划，开展康复治疗。

AD 病程呈进行性发展，患者存活期普遍较长（平均生存年限为 5～10 年），因此，AD

康复治疗需要多学科团队的共同和长期参与，且尽量提供有组织的、结构化、程序化的训练环境，以减少患者焦虑，如在固定的时间、地点做同样的事；按固定的次序，使用相同的用具完成活动；坐在餐桌旁开始午餐之前，告诉患者需要洗手等。

AD 早期：患者症状较轻，可有一定的自知力。此时应鼓励患者正常生活，参加家务劳动，同时告知患者放弃做需紧张用脑和易出现危险的事情（如驾驶汽车、游泳等）。

AD 中期：患者症状较严重，而且自知力丧失，记忆和生活能力明显下降。为了改善患者的心理状况，可同时开展怀旧治疗、音乐治疗和支持性的心理治疗。

AD 晚期：患者记忆力大部分或完全丧失，生活不能自理，还常伴随抑郁焦虑、幻觉、妄想、兴奋躁动等精神症状。此期以照料和护理为重点，对家属及主要照顾者进行心理疏导或治疗，以缓解由照料患者所带来的焦虑、压抑、恐惧等情绪。

AD 康复治疗的原则：AD 的康复治疗应遵循早期、个体化和循序渐进的原则；以提高生存质量为目标，充分发挥 AD 患者残存的功能，重点改善生活自理和参加休闲活动的能力，同时对照料人员提供有关痴呆康复训练知识的培训，从精神上给予关心支持。在医院和社区由康复治疗师实施，居家的 AD 患者可由照料者在医护人员指导下或借助远程康复系统进行干预。

一、认知功能康复

认知康复（cognitive rehabilitation，CR）常采用多模态认知干预方法，旨在维持或改善患者的日常生活活动能力和社会参与能力，提高生活质量。以目标为导向的认知康复可改善早期 AD 患者的生活质量、自我效能感、情绪和认知。常用以下两种方式：

认知刺激疗法（cognitive stimulation therapy，CST）：是以小组形式开展的一些带有娱乐性质的非特异性认知活动，包括讨论时事、词语联想、自然娱乐、使用物品等多个主题，以刺激认知功能。

认知训练（cognitive training，CT）：是以提高或保持认知能力为直接目标，针对特定认知功能域进行标准化训练，在结构化任务的基础上进行指导练习，改善相应的认知功能，或者增加脑的认知储备。传统认知训练方法主要以纸张卡片为主，采用基本技能训练、功能训练、作业训练，以及与思维训练相结合等方法。目前，计算机辅助认知康复（computer-assisted cognitive rehabilitation，CACR）技术具有针对性强、题材丰富、选择性高、时间精确、训练标准化和结果反馈及时等优势，将越来越广泛地应用于 AD。另外，CACR 通过远程监控，可在家庭或社区进行，将极大地提高认知康复效率和效果。针对具体认知域的训练方法如下：

1. 复合性注意训练　常用训练方法包括 Stroop 色词测验、同时性双任务（如单词朗读和字形判断）、双耳分听任务、数字或字母划消、数字顺背或倒背等。此外，还可进行钓鱼游戏、拼图游戏、填色游戏、棋牌游戏、图书阅读、手工操作等方法。

2. 执行功能训练　让患者尽快列举动物、水果和鸟类等不同范畴的词汇，进行快速词汇分类提取训练；将动物、植物、食品等物品或卡片按用途或相关性进行归纳和分类训练；可用按颜色（蓝、黑、白）、形状（圆、方、三角）和大小（大、中、小）对成套卡片进行不同属性的分类和判断训练；也可利用双手进行运动执行训练，如握拳、切、拍等连续变换动作训练，或先右手握拳左手伸展，再右手伸展左手握拳等交替动作训练。

3. 学习和记忆训练　根据 AD 患者记忆损害的类型和程度，可采取不同的训练内容和方法。根据记忆的类型进行的训练方法如下：

（1）针对瞬时记忆（又称感觉登记）的训练方法同复合性注意训练。

（2）针对短时记忆的训练，包括视觉和听觉词汇、图形、故事的逻辑记忆。

（3）针对长时记忆的训练，可让患者回忆最近来访的亲戚或朋友姓名，回忆看过的电视内容，背诵诗歌和谜语等。

（4）通过记忆物品和面孔等，进行形象记忆训练。

（5）通过记住抽象化的符号如某个手势的意思等，进行抽象记忆训练。

（6）通过让患者回忆伴有鲜明情绪体验的经历，如婚礼的情景等，进行情绪记忆训练。

（7）通过让患者回忆事件发生的时间、地点、人物和故事情节，进行自动体记忆训练。

（8）通过让患者记住一个概念的含义，如北京是中国的首都等，进行语义记忆训练。

（9）通过教会患者完成某项任务的动作步骤，如使用筷子夹菜等，进行程序性记忆（动作记忆）训练。

（10）通过视觉、听觉、触觉、味觉、嗅觉等不同感觉通道，进行各种感觉记忆的训练。

记忆训练方法除上述传统记忆训练模式外，还可采用无错误学习法（自始至终提供给患者正确的信息）和间隔提取法（反复告知患者需要记住的信息并逐渐延长回忆间隔），带无错误学习法的间隔提取法是 AD 患者记忆训练的有效干预措施。此外，可使用辅助记忆工具，如记事本、活动日程表，使用绘图、记忆提示工具，帮助患者保持记忆功能。

4. 语言训练　根据语言表达和理解受损程度，制订不同的目标和训练方法，具体方法如下：

（1）语言障碍较轻、基本能进行交流的患者以改善语言功能为主。

（2）语言交流较困难的患者应以恢复残存功能改善交流能力为主。

（3）针对理解和表达严重障碍而无法进行交流的重度患者，可利用残存功能或代偿方法，采用手势姿势等视觉性语言和沟通交流板等方法改善实用性交流功能，建立简单的日常交流方式。

（4）语言表达能力训练包括构音训练、口语和文字表达、口语命名、文字称呼和复述，以及数数、背诗、唱歌等自动化程度较高的序列语言。

（5）语言理解能力训练包括单词与画及文字匹配、是非反应、会话、听写和执行口头指令等。

（6）阅读和书写障碍的患者应给予相应训练。

（7）随着语言功能变化，可逐渐变化训练的重点和方法。

5. 知觉性运动训练　训练方法包括临摹或重新摆放二维拼图或三维积木等，重新布置家具玩具等，辨认重叠图形，描述图片中两物品之间的位置关系。训练患者对物品、人、声音、形状或者气味的识别能力，如通过反复看照片和使用色卡训练患者命名和辨别颜色的能力，以改善视觉失认；进行声 - 图辨认或声 - 词辨认以改善听觉失认；闭目触摸不同性状的物品而后睁眼确认以改善触觉失认。

6. 社会认知训练　训练患者对不同情绪的识别能力；通过附有问题的故事卡片引出患者对故事卡片上人物的精神状态（思想、欲望和意图等）或经历事件的推测，如"女孩可以在哪里寻找她丢失的包"或"男孩为什么会感到悲伤呢"。

二、运动功能康复

主要包括运动疗法、体育锻炼和失用的康复。

（一）运动疗法

运动疗法是指通过徒手及借助器械进行训练，以恢复或改善患者功能障碍。训练类型包括被动运动、牵张活动、主动辅助运动、主动运动、肌力增强训练、关节活动训练、平衡训练及步行训练等。早中期 AD 患者在保证安全的前提下，根据基础活动能力进行适合的协调和平衡功能训练非常重要。

1. 协调功能训练方法　嘱患者按动计数器、抓取玻璃球、穿纽扣和垒积木，记录特定时间内完成动作的次数；分别记录睁眼和闭眼前进、后退和横行 5m 或 10m 所需时间；绕瓶步行，将 10 个矿泉水瓶每隔 50cm 放置一个，计算走完所需时间，或被碰倒的瓶子数。

2. 平衡功能训练方法　在坐位和立位下，分别训练静态（1 级）、自动态（2 级）和他动态（3 级）平衡功能。晚期卧床患者需及时翻身和良肢位摆放，进行关节被动活动，以预防肺炎、压疮和关节挛缩等各种并发症，应对肢体的每个关节进行被动活动，做各关节轴向全范围活动，每个关节活动 3～5 次，每日 1～2 遍。

（二）体育锻炼

定期体育锻炼可以改善 AD 患者在日常生活活动中的表现，并可以改善认知水平和平衡能力。体育锻炼被认为是 MCI 的有效干预方法，具有延缓各种并发症发生的作用。早期患者可以打乒乓球和门球、跳舞及做体操等，中期患者可在家属陪伴下散步和进行简易手指操等运动。

体育锻炼以有氧运动为主，有氧运动为身体大肌群参与、强度较低和持续时间较长的规律运动，包括游泳、行走和球类活动等，可通过改善皮质的连接和活动提高认知功能。训练程序包括准备阶段、基本训练、放松阶段。每日运动 40 分钟、每周锻炼 3～5 日，持续 3 个月中等强度的有氧运动可以改善轻度 AD 患者的认知功能。交互式视频游戏主导的体育锻炼能改善 AD 患者平衡功能和对跌倒的恐惧。中国传统体育锻炼包括太极拳和八段锦等，不仅可以提高 MCI 和 AD 患者的平衡性与协调性，降低跌倒风险，而且可改善遗忘型 MCI 患者的认知功能。器械训练有跑步机、功率自行车和站立床等。

（三）失用的康复

失用的康复主要是给予触觉、本体觉等刺激，治疗师指导患者完成相应动作，出现错误动作时及时纠正。治疗过程中减少指令性语言，多使用提示性语言，可选择日常生活中由一系列分解动作组成的完整动作来进行训练，如泡茶后喝茶、洗菜后切菜、摆放餐具后吃饭等。由于次序常混乱，治疗者除将分解的动作一个一个地进行训练以外，还要对一个步骤后的下一个步骤给予提醒；或用手帮助 AD 患者进行下一个运动，直至有改善或基本正常为止。如已知患者的整体技能已不可能改善时，可集中改善其中的单项技能。

运动性失用是指能理解某项活动的概念和目的，也无运动障碍，但不能付诸行动；能完成粗大运动，但是不能完成精细动作。意念运动性失用患者不能按命令执行上肢动作，如洗脸、梳头，但可自动地完成这些动作。训练时应给予大量的暗示、提醒或用治疗者的手教患者进行，改善后再减少暗示、提醒等，并加入复杂的动作。

穿衣失用表现为辨别不清衣服的上下、前后及里外。治疗师可用暗示、提醒，甚至可在给出言语指示的同时用手教患者进行每个步骤，最好在上下衣和衣服左右标上明显的记号或贴上特别的标签以引起注意，辅之以结构失用的训练方法常可提高治疗的效果。

步行失用指患者有不能启动迈步，但遇到障碍物可自动越过，遇到楼梯能上楼，迈步开始后拐弯有困难等异常表现。患者虽起步困难，但遇到障碍物能越过，越过后即能开始行走，故可给患者一根"L"形拐棍，当不能迈步时，将拐棍的水平部横在足前，以诱发迈步。此外，开始行走后可用喊口令等听觉提示或加大手臂摆动以改善行走。

三、精神行为障碍康复

当首次发现神经精神症状时，必须排除诸如谵妄、感染、脱水、腹泻和药物相互作用等。轻度精神行为障碍者建议采用非药物干预方法，如行为管理、护理人员教育和体育活动。较重的精神行为障碍症状往往难以通过非药物干预得到缓解和改善，严重危及患者与他人安全时，通常与药物干预联合使用，以尽量缓解 AD 患者的精神行为障碍症状及照料者负担。

精神行为障碍康复可在药物治疗控制良好的基础上，选用以下多种方法：

1. 心理干预　采取支持性技术、表达性技术、认知行为技术和生物反馈疗法来改善精神行为障碍，其原则包括快乐性原则、鼓励性原则和参与性原则。

2. 美术治疗　美术治疗是将绘画等美术活动作为媒介，以满足患者的情绪、社交需求。

3. 光照疗法　光照疗法是以日光或特定波长光为光源进行照射的一种非药物疗法。建议有活动能力的 AD 患者多进行户外活动，尽可能接受自然光的照射；对于丧失活动能力的 AD 患者则可以考虑波长为 450～500nm 的光源，如 500nm 左右的青白光。

4. 宠物疗法　宠物疗法又称动物陪伴治疗，可以降低激越、攻击和抑郁症状。

5. 芳香疗法　芳香疗法是利用芳香植物的纯净精油来辅助医疗工作的疗法，可减少躁动和破坏性行为。

四、日常生活活动训练

日常生活活动训练可以尽可能长时间地维持患者的自理能力。对早期生活尚能自理的患者，主要是督促和提醒他们主动完成所有日常事务性活动，并确保安全。对于失去部分日常生活活动能力的患者，可采取多次提醒、反复教、反复做的方法，日复一日地训练失去能力的活动，直到学会为止；或通过改良完成活动的方法、步骤、用具等办法，提高其完成活动的能力及安全性。对于日常生活活动能力严重丧失但尚能合作的患者，应重点训练吃饭、穿衣、走路和刷牙等自理性活动。训练时，可能需要将活动分成若干步骤，然后再按步骤进行。训练中，允许患者有足够的时间来完成，避免催促。必要时，向患者推荐、提供适当的辅助器具，并训练其使用。

五、改善活动与参与能力的训练

为 AD 患者提供参与喜欢娱乐活动的机会，当患者并不能完成先前的娱乐活动时，可按照患者的兴趣或意愿对娱乐活动进行改良，或探索和发展新的娱乐活动。活动内容可以是读报、看电视、听音乐等被动性活动，更提倡聊天、户外游玩、唱歌、聚会等主动性活动。

六、环境改善及辅助器具应用

环境改善可以增强 AD 患者日常生活的适应力，提高安全性。患者所处的环境应简单、整洁、通道畅通、无杂物、远离危险。可以采取常用物品固定位置摆放；选择圆角、无玻璃的家具；在不同功能的房间门上贴形象和醒目的标志；在门后的把手上挂一把钥匙，以提醒患者出门带钥匙；安装感应门铃，以在患者离家时发出声响，且对家属起提示作用；勿将患者单独留在家中等。针对有跌倒风险的患者，应进行家庭设施环境改造及安全教育；当患者身体的稳定性和平衡能力下降时，需借助步行辅助器具如助行架和助行车，以实现在室内或室外行走的目的。

七、其他康复治疗

除上述针对认知、运动、精神行为、活动能力与参与方面的康复方法之外，还有一些康复治疗方法具有改善其中两个甚至多个方面功能的作用。

1. 音乐治疗　音乐治疗的方式包括被动聆听式和主动参与式两类，其中主动参与式音乐治疗是指患者通过参与音乐行为（如演奏、演唱等）来达到治疗与康复的目的。音乐治疗只有根据患者的年龄、个性和喜好等制订的个性化音乐方案才能为患者提供最佳疗效。

2. 怀旧疗法（reminiscence therapy，RT）　主要是通过回忆过去的经历，促进患者内在心理功能、认知功能及人际关系的恢复。怀旧疗法包括个人回忆、与人面谈、小组分享、展览及话剧等。目前，数字存储和展示照片、音乐和视频剪辑已被广泛使用。

3. 虚拟现实（virtual reality，VR）　模拟产生三维空间为患者提供视觉、听觉、触觉等多感官逼真的现实体验，可将 VR 与传统的认知功能训练方法相结合，通过高仿真场景模拟给患者带来沉浸式、交互式体验的同时完成标准化设计的任务，以改善认知、情绪和运动功能。

4. 中枢神经调控技术　中枢神经调控技术包括重复经颅磁刺激（repetitive transcranial magnetic stimulation，rTMS）、经颅直流电刺激（transcranial direct current stimulation，tDCS）等。AD 患者在进行康复训练时可以同步进行 rTMS 和 tDCS 治疗，通过调节皮质兴奋性，改变神经可塑性，从而改善 AD 患者的认知和运动功能。

5. 中医康复治疗　有研究认为中药含有多种有效成分，并具有同时发挥多种作用靶点的特点。认为银杏叶、鼠尾草提取物对 AD 防治有效，对缓解患者淡漠、焦虑、易激惹、抑郁等精神症状有益。近年研究了当归芍药散、钩藤散及黄连解毒汤等，认为其对 AD 有一定改善学习记忆的功效。也有研究探索了针灸疗法对 AD 的影响，如头针取双侧语言区、晕听区；耳针取心、脑皮质下及内分泌穴；体针取丰隆、间使、大椎、肾俞、人中、内关、风池等穴治疗，取得了一定疗效。

八、康复教育

要加强针对家属及照顾者的健康教育，将 AD 疾病的性质、发展过程、治疗和预后告诉家属及照顾者；与他们讨论患者的居家认知训练计划；指导他们正确地照顾和护理患者；教授他们积极应对和处理由于长期照顾和护理患者所产生的精神紧张与压抑，进行自我放松和控制技巧等多方面的教育，以共同促进和维护患者及家属和照顾者的身心健康。

九、药物治疗

AD 的药物治疗方面，改善记忆作用的有乙酰胆碱酯酶抑制剂（盐酸多奈哌齐、利斯的明和加兰他敏）和 N- 甲基 -D- 天冬氨酸受体（NMDA）拮抗剂（盐酸美金刚）及重塑肠道菌群平衡药物（如甘露特钠）。精神行为症状的治疗推荐非典型抗精神病药（如奥氮平）。

十、康复护理

康复护理是指在康复医学的理论指导下，围绕全面康复的目标，护理人员密切配合康复医师及其他康复专业人员，综合运用护理理论和康复技术，帮助康复对象从被动地接受他人护理转变为自我护理，促进患者早日康复，提高患者生活质量的专业化护理。AD 康复护理的目的是延缓和阻止痴呆的进展，减轻痴呆严重程度和改善认知功能的发生和发展；提高患者日常生活的自理能力，减少并发症的发生，提高患者生活质量的同时延长寿命。目前阿尔茨海默病康复护理措施主要有日常生活活动训练、认知功能训练、娱乐活动、运动干预、心理护理、综合康复护理等。

第五节　阿尔茨海默病康复病案示范

一、病史摘要

【主诉】　进行性记忆下降 3 年。

【现病史】　患者，男性，76 岁。3 年前开始出现记忆力下降，开始表现为记不住别人名字，记不住看过的新闻内容，记忆力呈现进行性下降，逐渐出现重复购买相同的东西，烧水忘记关火，并发展到遗失贵重物品包括钱包和存折，去年出现外出后找不到家门的现象。现出门需要家人陪伴，经常莫名其妙与家人发生争吵，有时自言自语，偶有幻觉，怀疑家人要害他。颅脑 MRI 示"皮质性脑萎缩和脑室扩大"。

【既往史】　糖尿病病史 3 年。

【专科体格检查】　内科体格检查未见异常。神经系统：神志清楚，问话少答，回答问题简单，情感平淡，接触被动，体格检查欠合作，远期、近期记忆减退，定向力减退，计算力减退，脑神经未见异常，四肢肌力、肌张力正常，共济检查正常，腱反射（++），病理征未引出，深浅感觉正常，大小便正常。

【诊断】

1. 阿尔茨海默病

　　认知功能障碍

　　精神和行为障碍

　　日常生活活动能力轻度依赖

2. 2 型糖尿病

二、康复评定

1. 认知功能评定　MMSE：14 分。MoCA：16 分。

2. 运动功能的评定　正常。

3. 精神行为障碍评定　BEHAVE-AD：23 分；HAMA：14 分；HAMD：12 分。

4. 活动评定　日常生活活动（ADL）量表：BADL 方面为 8 分；IADL 方面为 31 分。

5. 参与评定　RSSA：20 分；FAQ：18 分。

三、康复诊断

1. 认知功能障碍　学习能力下降，近期记忆减退，部分远期记忆减退，定向力减退，计算力减退，持续和重复活动时不能集中注意力，执行功能减退，找词困难，语言减少。

2. 精神和行为障碍　情绪不稳定，焦虑、抑郁、多疑、意志减退，幻听、被害妄想及言语攻击。

3.活动受限　基础性日常生活活动能力不需要帮助，复杂的工具性日常生活活动能力明显下降，如尽管步行能力正常，外出需要家人陪伴。

4.参与受限　社会交往及休闲娱乐受限，极少与人交往，极少参加休闲及娱乐活动。

四、康复治疗

根据评估结果，患者诊断为阿尔茨海默病，主要功能障碍为认知功能障碍、精神和行为障碍和日常生活活动能力轻度依赖。除了给予适当的药物治疗控制血糖、改善认知及精神行为障碍外，康复治疗应个体化和循序渐进。以提高生存质量为目标，重点改善生活自理和参加休闲活动的能力，充分发挥患者残存的功能，同时对照料人员进行康复训练宣教，并给予关心支持。近期目标为改善患者日常生活依赖程度，远期目标为维持患者目前功能状况，少量辅助下生活自理，减缓功能下降。

（一）药物治疗

控制血糖：二甲双胍 500mg，每日 3 次。

改善记忆：盐酸多奈哌齐 5mg，每晚 1 次；盐酸美金刚 10mg，每日 1 次；甘露特钠 2 粒，每日 3 次。

改善精神行为症状：奥氮平 2.5mg，每日晚饭后 1 次。

（二）认知功能康复

根据患者的认知功能评估结果，患者记忆功能减退、计算力减退、注意能力减退及语言能力受损，给予以下认知功能训练。

1.记忆训练　患者远期和近期记忆均有损害，给予如下训练方法：

（1）针对短时记忆的训练。（2）针对长时记忆的训练。（3）通过记忆物品和面孔等进行形象记忆训练。（4）抽象记忆训练，如记住抽象化符号（如某个手势）的意思。（5）进行自动体记忆训练，让患者回忆事件发生的时间、地点、人物和故事情节。（6）各种感觉记忆的训练，可通过视觉、听觉、触觉、味觉、嗅觉等不同感觉通道进行。（7）使用辅助记忆工具，如记事本、活动日程表等，帮助患者保持记忆功能。

2.计算力训练　首先让患者熟悉并学习数字概念，先采用个位数的加减法计算，逐渐过渡到 2 位数加减法，最后过渡到心算及日常购物的价格计算或理财能力训练。

3.注意训练　可运用 Stroop 色词测验、同时性双任务、双耳分听任务、数字或字母划消、数字顺背或倒背等方法，还可进行钓鱼游戏、拼图游戏、填色游戏、棋牌游戏等。

4.语言训练　患者语言问题主要为找词困难。训练方法主要为发音、短语、会话、朗读、复诵句子训练，还有文字辨识，指出物品名称，执行命令，以及图片、实物配对练习等方式。治疗师和家属需要对患者的康复训练多一些耐心，帮助患者树立信心。

（三）运动疗法

以有氧运动为主，训练程序包括准备阶段、基本训练、放松阶段。每日运动 40 分钟，每周锻炼 3～5 日。可进行传统体育锻炼，如太极拳和八段锦等，提高平衡性与协调性，降低跌倒风险。

（四）精神行为障碍康复

可在药物治疗控制良好的基础上，选用以下方法：

1. 心理干预

2. 美术治疗

3. 中枢神经调控治疗 可应用 rTMS 和 tDCS 配合康复训练，rTMS 对左侧前额叶背外侧皮质区不同频率的刺激可以改善患者的抑郁焦虑状态；tDCS 对左侧前额叶背外侧皮质区兴奋与抑制也可以改善患者的情绪状态。

（五）日常生活活动训练

训练时可采取多次提醒、反复教、反复做的方法，循序渐进地训练失去能力的活动，直到学会为止；改良活动的方法、步骤、用具等，提高患者完成活动的能力及安全性。尽量让患者参加日常活动，如家务、个人卫生等活动。

（六）改善活动与参与能力的训练

为患者提供参与其喜欢的娱乐活动的机会，如不能完成先前的娱乐活动，可按其兴趣发展新的娱乐活动；建议活动内容以聊天、户外游玩等主动性活动为主，也可以是听音乐、看电视等被动性活动。

（七）环境改善

患者年龄较大，有跌倒的风险且存在认知障碍，应进行家庭设施环境改造，保证患者所处的环境简单、整洁、通道畅通、无杂物、远离危险；还需要对患者及家人进行必要的安全教育，勿将患者单独留在家中。

（八）健康教育

健康教育的主要目的是促进和维护患者及其家属或照顾者的身心健康，如对家属及照顾者进行 AD 相关知识宣教，共同讨论家居训练计划，教授其进行自我放松和情绪控制等方面的技巧。

（九）康复护理

教会照顾者常用的康复护理措施，如日常生活活动训练、认知功能训练、文娱疗法、运动干预、心理护理、综合康复护理等。

（袁海峰）

学习要求：

1. 掌握脊髓炎导致的脊髓损伤运动平面、感觉平面及 ASIA 分级。

2. 掌握不同神经损伤平面患者的预期功能结局。

3. 掌握脊髓炎的物理治疗及作业治疗方法。

4. 熟悉脊髓炎的心理治疗及康复护理方法。

学习思考：

1. 脊髓炎康复评定的内容与方法有哪些？

2. 脊髓炎康复治疗的方法有哪些？治疗关键问题是什么？

3. 脊髓炎的常见并发症有哪些？

第一节　脊髓炎概述

脊髓炎（myelitis）是指各种感染或变态反应所引起的脊髓炎症。按起病形式可分为急性（1 周内病情达高峰）、亚急性（2～6 周）和慢性（超过 6 周）脊髓炎。

急性脊髓炎（acute myelitis）是指各种感染后变态反应引起的急性横贯性脊髓炎性病变，又称急性横贯性脊髓炎，是临床上最常见的一种脊髓炎。根据横贯性脊髓炎联合小组（Transverse Myelitis Consortium Working Group，TMCWG）标准可分为急性横贯性完全性脊髓炎和急性横贯性部分性脊髓炎，不良预后率从 9.4% 到 35.8%。

本病病因未明，约半数患者发病前有呼吸道、胃肠道病毒感染的病史，但脑脊液中并未检出病毒抗体，神经组织中亦没有分离出病毒，推测本病的发生可能是病毒感染后所诱发的自身免疫性疾病，而不是病毒感染的直接作用。部分患者于疫苗接种后发病，可能为疫苗接种引起的异常免疫反应。

一、临床表现

脊髓炎的临床表现为病变节段以下的肢体瘫痪，传导性感觉消失，以及以膀胱、直肠功能障碍为主的自主神经功能障碍。本病可见于任何年龄，但以青壮年多见。发病前 1 周常有上呼吸道感染、消化道感染症状，或有预防接种史。外伤、劳累、受凉等为发病诱因。急性起病，起病时有低热，病变部位神经根痛，肢体麻木无力和病变节段束带感；亦有患者无任何其他症状而突然发生瘫痪，大多在数小时或数日内出现受累平面以下运动障碍、感觉缺失及膀胱、直肠括约肌功能障碍；以胸段脊髓炎最为常见，尤其是 $T_{3\sim5}$ 节段，颈髓、腰髓次之。

急性脊髓炎起病较急，首发症状多为双下肢无力、麻木、病变相应部位的背痛、病变节段有束带感，多在2～3日内症状进展至高峰，同时出现病变水平以下的肢体瘫痪、感觉障碍、二便障碍，呈脊髓完全横贯性损害。

二、功能障碍

(一)运动功能障碍

早期常有脊髓休克，表现为四肢瘫或双下肢弛缓性瘫痪，肌张力低下、腱反射消失，病理征阴性。脊髓休克期可持续2～4周，后进入恢复期，肌张力、腱反射逐渐增高，出现病理反射，肢体肌力的恢复常始于下肢远端，然后逐步上移。脊髓休克期长短取决于脊髓损害的严重程度和有无发生肺部感染、尿路感染、压疮等并发症。脊髓严重损伤时，常导致屈肌张力增高。

(二)感觉功能障碍

表现为病变节段以下所有感觉丧失，感觉消失区上缘常有感觉过敏带或束带感；轻症患者感觉平面可不明显。随病情恢复感觉平面逐步下降，但较运动功能的恢复慢且差。

(三)自主神经功能障碍

1.排尿障碍　早期表现为尿潴留，膀胱无充盈感，呈无张力性神经源性膀胱。随着病情的好转，膀胱容量缩小，脊髓反射逐渐恢复，称反射性神经源性膀胱。

2.排便障碍　脊髓病变后，自主神经功能紊乱，消化道蠕动减慢，直肠松弛，潴留秘结，可数日不能排便。

3.体温调节障碍　表现为自身体温调节功能下降。体温调节障碍的程度与脊髓炎所致脊髓损伤节段的高低和是否为完全性损伤相关。随着时间进展，虽然有些患者自主体温调节反应会有改善，但完全性四肢瘫患者多伴有长期体温调节障碍，尤其是难以应对极端气候和环境变化温度。

4.性功能障碍　脊髓病变后，性功能也会出现不同程度障碍。

三、并发症

(一)循环系统

1.深静脉血栓　深静脉血栓是由于下肢缺乏运动及主动的肌肉收缩，导致下肢静脉血流淤滞引起静脉血管内血栓形成，最有可能发生在卧床的患者。深静脉血栓在小腿静脉中最常见，但在大腿和腹股沟静脉中的血栓更加危险。深静脉血栓的体征是低热和局部肿胀、皮温升高和变色，感觉完整的患者可能会出现疼痛。明确的诊断是基于超声或静脉造影等检查结果。深静脉血栓脱落可能导致肺栓塞，危及生命。为了防止在发病后立即出现深静脉血栓，患者通常会接受抗凝药物治疗，使用弹力袜，进行定期筛查，并在条件允许的情况下，尽早开始活动。另外，还可使用气压和电刺激等理疗措施，预防深静脉血栓的发生。

2.直立性低血压　易发生于T_6以上病变的患者。这是由于失去了对交感神经系统的脊髓控制，在站立或坐起时儿茶酚胺、皮质醇、醛固酮等释放不足或过缓，以致血压不能及时随体位而调整，造成脑部一过性缺血，导致眩晕或晕厥。直立性低血压的即刻处理方法是让患者躺下，抬起双脚或将轮椅向后倾斜。此并发症多可经逐步体位训练而消失。

(二)皮肤

压疮(压力性损伤)是指由压力或压力联合剪切力导致的皮肤和/或皮下组织局部损伤，通常位于骨隆突处，但也可能与医疗器械或其他物体有关。压疮加重患者的精神创伤，妨碍活动，增加护理难度，延长住院时间。严重者大量渗液可引起慢性衰竭。骨隆突处的皮肤和软组织由于压力集中，常首先受累，故骶部、坐骨结节、股骨大转子、足跟、背部都是压疮的好发部位。压疮的发生与局部潮湿、受冷、吸烟、情绪不佳及消瘦、贫血等局部或全身因素有关。

（三）骨骼肌肉系统

1. 骨质疏松和骨折　在脊髓炎期和长期阶段，患者都会出现明显的骨丢失。尽管骨质疏松确切的病理机制尚不完全清楚，但肌肉收缩活动的缺乏和负重不足是导致骨密度下降的首要原因。骨质疏松常发生于下肢，也可以发生在颈髓损伤患者的上肢。骨密度下降会显著增加骨折的风险，其相关因素包括女性、低体脂率、完全性脊髓损伤、病程长等。转移时摔倒、用力动作、牵伸、穿衣等日常动作都可能导致骨质疏松患者骨折。

2. 异位骨化　异位骨化指在骨骼系统以外的部位有骨组织形成。异位骨化通常发生在脊髓炎所致脊髓损伤平面以下部位，常见于髋关节、膝关节、肘关节和肩关节等部位，严重的情况下，会限制关节活动并影响关节功能。异位骨化前期征象主要有肿胀、关节活动范围减小、伴或不伴体温升高、痉挛和疼痛，其体征与骨折或深静脉血栓相似。明确诊断需要行超声检查、CT或骨扫描；血生化检查也能提供一些参考，如D-二聚体等。

（四）呼吸系统

患者若长期卧床，肺部呼吸、循环不畅，支气管及喉内的分泌物不易排出，又因患者对寒冷的抵抗力很低，容易发生上呼吸道感染，引起肺炎。有时因痰量较多，不能咳出，甚至窒息而死亡。

对于四肢瘫患者，呼吸困难是最常见并发症。肋间肌瘫痪，可导致通气不足。如膈肌发生瘫痪，则导致呼吸功能不能维持，胸廓不能做扩展及收缩运动，将很快出现缺氧现象。即使应用人工呼吸机辅助呼吸，如管理或吸痰不及时，也很容易发生肺不张及肺炎，导致死亡。

（五）泌尿系统

脊髓炎最常出现的并发症是尿路感染和尿路结石，其主要预防方法是积极处理神经源性膀胱，改善排尿功能。同时脊髓炎患者长期保留导尿管容易引起尿路感染，若累及输尿管及肾盂肾盏，可引起肾盂肾炎，最后发生肾衰竭。因此应积极预防尿潴留，定时导尿等以预防尿路感染。

（六）神经系统

自主神经反射障碍是交感神经系统对有害刺激的夸大反射反应。通常情况下，T_6以上病变的患者可能出现。通常会导致自主神经反射障碍的刺激包括导尿管堵塞、膀胱或肠道过度膨胀、骨折、压疮等。然而有时，如牵伸腿部肌肉这种刺激，也会使患者症状加重。可能的症状包括病变水平以下广泛的血管收缩，并伴随血压升高、头痛、出汗、脸红，最初还会出现心动过速。患者的面部和颈部持续发红，但损伤平面以下为白色，并主诉恶心、焦虑、视力模糊和头痛等。

出现任何自主神经反射障碍症状的患者需要立即进行评估。需要测量血压，收缩压突然升高超过20mmHg通常是自主神经反射障碍的征兆。

第二节　脊髓炎康复评定

脊髓炎的主要病理表现为病变区域神经元变性、坏死、缺失，白质中血管周围髓鞘脱失、炎性细胞渗出、神经胶质细胞增生等，导致脊髓功能丧失或减退，所以其评定可按脊髓损伤进行。

一、功能评定

（一）脊髓损伤神经功能评定

美国脊髓损伤协会（ASIA）脊髓损伤分级（ASIA impairment scale，AIS）是 ASIA 制定的脊髓损伤神经学分类标准。该分级方法基于标准化的运动和感觉功能评估，主要根据身体运动、感觉功能保留情况来确定患者脊髓神经损伤的平面和损伤程度，是国际通用的脊髓损伤神经功能评定方法。

1.运动平面　根据患者特定平面支配的 10 对关键肌肌力水平来评估脊髓炎引起的脊髓损伤运动平面，上肢 5 对关键肌分别反映 $C_5 \sim T_1$ 脊髓节段的功能，下肢 5 对关键肌分别反映 $L_2 \sim S_1$ 脊髓节段的功能。关键肌运动功能的评估可参照徒手肌力评定（MMT），需注意的是，各关键肌的检查均在卧位下完成。每侧躯体运动平面的确定取决于最低水平的关键肌，该肌肌力最小为 3 级，但之上的各关键肌肌力均需正常。左右两侧的运动平面可以不一致。

2.感觉平面　感觉功能评估用以判断身体左右两侧的感觉平面。感觉功能评估需对身体左右两侧各 28 个感觉关键点分别进行轻触觉和针刺觉测试，正常为 2 分，异常（包括感觉障碍或感觉减退、感觉过敏）为 1 分，感觉缺失为 0 分。身体两侧的感觉平面界定取决于轻触觉和针刺觉均正常的最远端皮节区，并且之上的所有感觉关键点感觉都需正常。感觉平面也可能会出现双侧不一致的现象，另外还需注明肛周感觉是否存在。

3.神经平面　神经损伤平面由感觉平面和运动平面共同决定，将最低运动和感觉功能均正常的平面定为神经平面，胸段脊髓损伤则主要依据感觉平面确定神经平面。

4.损伤程度的评定（表 7-1）　可分为完全性损伤和不完全性损伤，完全性损伤与不完全性损伤的主要区别为是否存在骶部保留。骶部保留包括以下四个方面：①肛周（$S_{4 \sim 5}$）有轻触觉保留；②肛周（$S_{4 \sim 5}$）有痛觉保留；③肛门的深部有深压觉，即直肠指检时手指垂直于直肠壁时的压力感觉；④肛门括约肌有主动收缩功能。有以上四个方面的其中任何一个方面即可视为有骶部保留，无骶部保留是指患者不具有以上四个方面中任何一个方面。

另外，完全性损伤（AIS A 级）患者损伤平面以下保留部分感觉或运动功能者，应按身体两侧感觉和运动功能分别记录。

表 7-1　国际脊髓功能损伤程度分级

级别		指标
A	完全性损伤	骶段（$S_{4 \sim 5}$）无感觉或运动功能
B	不完全性损伤	神经平面以下包括骶段有感觉功能，但无运动功能
C	不完全性损伤	神经平面以下有运动功能，大部分关键肌肌力 <3 级
D	不完全性损伤	神经平面以下有运动功能，大部分关键肌肌力 ≥3 级
E	正常	感觉和运动功能正常

（二）肌肉功能评定

1.肌张力评定　通常采用改良 Ashworth 量表进行肌张力的评定，其具有良好的信度和效度（表 7-2）。

表 7-2 改良 Ashworth 量表

等级	标准
0	无肌张力增加
1	肌张力略微增加：在关节活动范围之末时呈现最小的阻力或出现突然卡住和释放
1+	肌张力轻度增加：在关节活动 50% 范围内出现突然卡住，然后在关节活动范围后 50% 均呈现最小阻力
2	肌张力较明显地增加：通过关节活动范围的大部分时，肌张力均较明显地增加，但受累部分仍能较容易地被移动
3	肌张力严重增高：被动活动困难
4	僵直：受累部分被动屈伸时呈现僵直状态，不能活动

改良 Ashworth 量表分级是痉挛的量化评定方法之一。

禁忌证：四肢骨折未作内固定、关节的急性炎症、四肢肌肉急性扭伤等。

注意事项：

（1）要求受试者尽量放松，由评定者支持被测量关节近端肢体，匀速被动运动肢体。

（2）每个测试动作要在 1 秒左右完成。

（3）在评定过程中，评定者应熟悉关节的正常活动范围。

（4）变换体位后应使患者充分放松至少 5 分钟再进行测试，避免在运动后、疲劳及情绪激动时进行检查。

2.肌力评定 通常使用徒手肌力评定（MMT）进行肌力评定（表 7-3）。

表 7-3 徒手肌力评定标准

级别	名称	标准
0	零（zero，0）	无任何肌肉收缩
1	微弱（trace，T）	可触及肌肉收缩，但不能引起任何关节活动
2	差（poor，P）	非抗重力可完成关节全范围内活动
3	尚可（fair，F）	能抗重力完成关节全范围内活动
4	良好（good，G）	能抗重力及中等阻力完成关节全范围内活动
5	正常（normal，N）	能抗重力及最大阻力完成关节全范围内活动

适应证：健康人群及各种原因引起的肌力减弱，包括失用性、肌源性、神经源性和关节源性等。

禁忌证：骨折未愈合、关节脱位、关节不稳、急性渗出性滑膜炎、严重疼痛、急性扭伤及各种原因引起的骨关节损害等。

注意事项：

（1）检查前：说明检查目的、步骤、方法和感受，消除受检者的紧张情绪；正确选择检查体位及肢体摆放位置。避免在运动后、疲劳时及饱餐后进行检查。

（2）检查中：健侧和患侧对比，且最好先检查健侧以确定施加阻力的大小；2 级肌力检查时尽量减少肢体与支撑面之间的摩擦；检查中应给予适当鼓励性指令，以便提高受检者主观能动性，获得最大肌力。

（3）检查后：如检查中有疼痛、肿胀或痉挛的情况，应在结果记录中注明。

（三）心理功能评定

脊髓炎后的抑郁会对康复过程产生负面影响，也会导致社区参与受到限制，健康状况下降。脊髓损伤患者焦虑和抑郁的发生率高于一般人群，需要在这些患者中使用适当的筛查工具，以识别出存在异常的个体，尽早进行干预治疗，避免不良事件的发生。准确的评估对于降低脊髓损伤个体的自杀、自残率非常重要。

1. 定性心理评估　定性心理评估是指用观察、访谈的方法对脊髓炎后患者产生的一系列心理活动（变化）作出定性或半定量的评定。患者一般要经历以下 5 个不同心理阶段：

（1）震惊阶段：此阶段是在突然遭受意外打击时，患者往往处于身体的休克和精神的麻木之中，使其突然感觉到"一切都完了"，表现为情感上的麻木、震惊，对如此巨大的打击表现沉默或无明显反应，一般持续数分钟或几日。

（2）否定阶段：表现为患者对自己病情和可能终身残疾的可怕后果缺乏认识，没有足够的心理准备。认为自己还能够完全恢复，否认他们会终身残疾的现实，此阶段可持续数周或数月。

（3）抑郁或焦虑反应阶段：此阶段是患者逐渐意识到自己可能会终身残疾，一辈子与轮椅为伴时，出现极度痛苦失去希望，孤独无助，失眠乏力，自卑感油然而生。表现为抑郁或焦虑反应，有时表现为极度愤怒，想自杀，此阶段一般持续数周或数月。

（4）对抗独立阶段：在此阶段是指当患者意识到自身的残疾后，有时会出现心理和行为的倒退，表现为生活上过多地依赖他人，不能积极配合康复功能训练，不愿出院。因为他们没有勇气坦然地面对家庭和社会，缺乏积极、独立生活的心理和行为。

（5）适应阶段：经过上述几个阶段后，患者逐渐认识到残疾这个现实，并且从心理到行为逐渐开始适应。表现为悲观情绪好转，积极参与康复功能训练，努力争取生活自理，并积极想办法回归社会，患者要达到此阶段需要一个长期的过程。

以上 5 个阶段中，抑郁或焦虑反应阶段对患者的影响最大，是治疗的重点。

2. 常用于脊髓损伤心理评估的量表

（1）患者健康问卷 -9（patient health questionnaire-9，PHQ-9）：这是一种自我报告的抑郁测量方法。要求受试者表明他们在过去两周内经常受到以下问题困扰的程度：①对做事缺乏乐趣或兴趣；②感觉沮丧或绝望；③睡得太少或太多；④感到疲倦或精力不足；⑤食欲不佳或暴饮暴食；⑥缺乏价值感或内疚；⑦注意力不集中；⑧精神运动迟缓或焦虑；⑨有自杀念头。

受试者对每种症状出现的频率进行评分：0 分（根本不出现）、1 分（几日）、2 分（超过一半的时间）或 3 分（几乎每日）。PHQ-9 具有良好的内部信度和重测信度，在医学样本中具有良好的效度和结构效度。PHQ-9 的得分范围为 0～27 分。对抑郁症的严重程度进行了 5～9 个分类。

（2）脊髓损伤相关应对策略问卷（spinal cord lesion-related coping strategies questionnaire，SCL-CSQ）：SCL-CSQ 是为评估脊髓损伤患者的应对策略而开发的一种特殊量表。SCL-CSQ 简明扼要地说明了受试者采用的接纳、战斗精神和社会依赖等特定条件的应对机制。接纳衡量人生价值重估的程度，战斗精神衡量独立行为的努力，社会依赖衡量依赖行为的倾向。该量表由 12 个条目组成，反映了 3 种策略：接纳由 4 个条目组成，表征了伤者对生活价值观的改造。它可以表现为他们对疾病的接受，对生活的重新解释。战斗精神由 5 个条目组成，反映了进行独立行为的努力。战斗精神策略表达了个人努力寻找新的目标，以减轻伤病的影响。社会依赖采用3项消极策略，用于评估心理依赖他人的行为方式。使用4分量表进行评估：1分表示完全不同意；2分表示有些不同意；3分表示同意；4分表示强烈同意。总分从1分到4分。得分越高，表明相关策略的使用率越高。

二、结构评定

1. CT　可除外继发性脊髓病，如脊柱病变性脊髓病、脊髓肿瘤等，对脊髓炎本身诊断意义不大。

2. MRI　脊髓 MRI 是早期能够显示急性脊髓炎的影像学检查手段。主要表现为急性期受累脊髓节段水肿、增粗；受累脊髓内显示斑片状高 T_2WI 异常信号；病变严重者晚期可出现病变区脊髓萎缩。

三、活动评定

（一）日常生活活动能力评定

脊髓损伤患者有多种 ADL 能力评定方法，常用的量表为改良 Barthel 指数及功能独立性评定量表，这两个量表均被证实对脊髓损伤人群有效，且信度和效度良好。

1. Barthel 指数（BI）和改良 Barthel 指数（MBI）　BI 涉及患者基本生活的10项内容，如进食、穿衣、自我修饰、膀胱控制、直肠控制、如厕、洗漱、洗澡、转移、步行和上下楼梯等。改良 Barthel 指数评分分级更加详细，把每一项内容都分5个等级，敏感性更强，信度和效度也更好。

2. 功能独立性评定量表（functional independence measure，FIM）　FIM 衡量功能能力和独立性，估计每个人的困难或限制程度。该量表是一个多维度的工具，可评估运动和认知/社交领域的表现。考虑的方面包括喂食、个人卫生、洗澡、穿上身衣、穿下身衣、如厕、尿液控制、粪便控制、转移到床、椅子和轮椅上、转移至厕所、转移至淋浴室、活动能力、在楼梯上活动、理解、表达、社交、解决问题和记忆。每一项评分从1分到7分，其中7分表示完全独立，1分表示完全依赖。中间值包括有条件独立性（6分），需要监督或从旁协助（5分），或需要直接帮助（2~4分）。无任何残疾者可得126分，完全依赖他人者得18分。患者依赖程度越高，总分越低。

（二）工具性日常生活活动能力评定

工具性日常生活活动（IADL）能力指人维持独立生活所必需的一些活动能力，包括使用电话、购物、做饭、家事处理、洗衣、服药、理财、使用交通工具、处理突发事件及参与社区休闲活动等的能力。IADL 是维持残疾人自我照顾、健康并获得社会支持的基础。常用的量表有功能活动问卷（functional activity questionnaire，FAQ）、Frenchay 活动指数等。

四、参与评定

脊髓炎是一种在生理、社会和心理层面上都会产生严重后果的疾病。这些困难对受影响的人来说是巨大的挑战，可能严重影响日常活动和参与。以下几个量表不仅可以评估患者日常生活活动方面的独立能力，还能反映患者活动障碍和社会参与受限的程度，甚至受限范围等具体问题。

1. 脊髓损伤独立能力评估量表（spinal cord injury independence measure，SCIM）　SCIM

是专门针对脊髓损伤患者的量表，包括的功能领域有自我护理、呼吸、括约肌管理和移动能力。每个功能领域根据其在患者一般活动中的比例权重进行评分。评分从 0 分到 20 分的自我护理包括喂食、洗澡、穿衣和梳理。呼吸和括约肌管理包括呼吸、膀胱管理、肠道管理和使用厕所。这一领域的评分为从 0 分到 40 分。移动分为两个部分：①在房间和厕所执行的任务；②在室内和室外执行的任务。房间和厕所的移动包括在床上移动和防止压疮的活动，转移床 - 轮椅和轮椅 - 马桶的行动。室内和室外的移动包括短距离、中距离和长距离的移动，上下楼梯管理和轮椅 - 汽车换乘。这一领域的评分为从 0 分到 40 分。最终评分为从 0 分到 100 分。

2. 世界卫生组织残疾评估量表（World Health Organization disability assessment scale，WHODS Ⅱ）　WHODAS Ⅱ是一种工具，可衡量与《国际功能、残疾和健康分类》活动和参与部分相对应的 6 个领域日常功能。它是一种 36 项残疾通用测量方法，考察了过去 30 日生活中 6 个方面的困难：理解和沟通（6 项）、四处走动（5 项）、自我照顾（4 项）、与他人相处（5 项）、生活活动（8 项）和参与社会（8 项）。每个项目的评分都是 5 分制，从 1 分（没有难度）到 5 分（难度极高 / 做不到）。分数范围为 0 分（最好）到 100 分（最差）。

3. 健康调查量表 36（36-item short form health survey，SF-36）　SF-36 是世界上使用最广泛的健康相关生活质量评定工具之一。维度包括身体功能（10 个条目）、身体健康问题的角色限制（4 个条目）、身体疼痛（2 个条目）、一般健康（5 个条目）、活力（精力 / 疲劳）（4 个条目）、社交功能（2 个条目）、情绪问题的角色限制（3 个条目）和心理健康（心理困扰和心理健康）（5 个条目）。这 8 个维度被折叠以创建两个全局分量，即身体分量分数（PCS）和心理分量分数（MCSA）。

第三节　脊髓炎康复诊断

一、运动功能障碍

早期常有脊髓休克，表现为双下肢弛缓性瘫痪。肌张力低下、腱反射消失，病理征阴性。休克期过后，逐步出现病理性锥体束征，瘫痪肢体腱反射亢进，肌张力增高和部分肌力恢复。在脊髓完全性横贯性损害时，休克期过后往往出现痉挛性屈曲性截瘫。

二、感觉功能障碍

传导束型感觉缺失，病变平面以下所有感觉消失或减退。随着疾病的恢复，感觉平面逐渐下降和恢复，但其速度远比运动功能的恢复慢，部分患者在病后数年乃至数十年后仍残留感觉异常。

三、心理功能障碍

脊髓炎导致的脊髓损伤可使患者产生焦虑、抑郁的情绪，可存在不同程度的心理、精神行为等方面的问题。

四、活动受限

一般来说，急性非特异性脊髓炎经康复治疗 70% 左右患者可在 3 个月内恢复一定的步行能力，少数患者残留严重后遗症，极少数完全不能恢复；亦有 10% 左右可能复发或出现视神经损害而演变为视神经脊髓炎或多发性硬化，严重影响患者的活动能力。

五、参与受限

由于功能或能力障碍，患者参与社会活动、承担正常角色受限。世界卫生组织的《国际功能、残疾和健康分类》（ICF）将就业定义为"从事工作的所有方面，作为一种职业、贸易、专业或其他形式的就业，有偿或不提供报酬，作为雇员，全职或兼职，或自雇"。工作的价值及其对个人功能和整体社会健康的影响十分重要。脊髓炎后残留功能障碍，为脊髓炎幸存者带来就业、社会交往及休闲娱乐方面的困扰。

第四节　脊髓炎康复治疗

在脊髓炎急性期，主要进行床旁康复训练，其主要目的是防止废用综合征，预防下肢深静脉血栓等并发症，为之后的康复创造良好的条件基础。需要注意的是，脊髓炎急性期患者有感染症状，康复训练应视患者病情给予适当强度，防止过度疲劳，影响病情。在脊髓炎恢复期的康复治疗中，患者感染症状已基本消失，此时可对各种遗留的功能障碍进行针对性治疗。脊髓炎的康复治疗总体原则：①早期开始；②个性化治疗；③循序渐进；④主动参与；⑤全面康复。

脊髓炎患者的康复目标分为近期目标和远期目标。近期目标：保持呼吸道清洁及畅通，维持关节活动范围和瘫痪肌肉长度及紧张度，加强失神经瘫痪肌及膈肌的力量，预防并发症。远期目标：进一步增强肌力及关节活动范围，提高功能性活动，提高 ADL 能力。

脊髓炎导致的完全性脊髓损伤患者康复目标，如下所示。

AIS A、B 级患者损伤平面以下几乎没有实际功能的肌肉表现，功能变化程度较小，判断预后相对较为容易，主要考虑的分化因素为肌张力和关节活动范围。

$C_{1\sim3}$ 四肢瘫患者的康复目标：通气依赖或需使用膈肌起搏器；生活依赖；应用下颌的力量驱动电动轮椅；使用头部、嘴、眼球或声音控制技术实现独立。

C_4 四肢瘫患者的康复目标：不需通气依赖；生活依赖；应用下颌、嘴或头部力量驱动电动轮椅；使用头部、嘴或声音控制技术实现独立。

C_5 四肢瘫患者的康复目标：生活依赖；手指控制电动轮椅；不能于平地使用双手划动手动轮椅；能进行简单的手到嘴活动。

C_6 四肢瘫患者的康复目标：可能完成最小或无辅助的自我照料任务；可使用手动轮椅，但常需使用电动轮椅；可能独立完成翻身及转移动作；应用肌腱固定式抓握以抓握物体。

C_7 四肢瘫患者的康复目标：最小或无辅助下进行自我照料；使用手动轮椅，但常需使用电动轮椅；独立翻身；应用肘关节的屈、伸进行转移；应用肌腱固定式抓握进行物品抓握。

C_8 四肢瘫患者的康复目标：手指抓放自如；最小或无辅助下进行自我照料；可以使用手动轮椅，但常因为个人或环境因素使用电动轮椅；独立翻身、转移。

T_1 截瘫患者的康复目标：无须辅助进行自我照料；使用手动轮椅；翻身、转移独立。

$T_{2\sim12}$ 截瘫患者的康复目标：无须辅助进行自我照料；使用手动轮椅；独立进行翻身及复杂转移；完全支撑或助行器辅助下进行短距离步行。

腰骶髓截瘫患者的康复目标：大部分患者可步行，其中有些患者会用助行器或支具辅助，但有些患者仍需轮椅。

不完全性脊髓损伤患者预期目标设定：

对于不完全性脊髓损伤患者，神经损伤的情况差异迥然，即使同一节段损伤，肌肉受累范围和受累程度也可能会存在显著的差异，并且影响后期脊髓神经恢复的因素很多。因此，在损伤早期不管是对神经功能恢复的预测，还是对未来运动功能的预测都有很大难度。损伤节段越高，对功能预后的判断也越困难。虽然工作经验丰富的物理治疗师能对远期目标有良好的把握，但往往也要在后期根据实际状况进行修改或做好特殊问题的预防工作。

一、运动疗法

运动训练应该具有明确的目的性，以治疗目标为导向，分析目前待提高的部分，进行针对性的功能训练。

(一) 呼吸训练

对伤及上胸段以上，尤其是颈髓的患者来说，辅助扩张胸廓的肌肉如肋间内肌、背阔肌、菱形肌、前锯肌等可能部分或全部受累，而这些肌肉功能下降会使患者的胸式呼吸模式改变，残存的肌肉工作会消耗更多能量，也更加容易疲劳。所以，增加呼吸肌肌力和耐力的训练对促进患者呼吸效率、改善咳嗽能力有重要的影响。另外还可进行改善胸廓顺应性的训练、排痰训练及运动训练等。

(二) 关节活动训练

为了维持和恢复瘫痪肢体的关节活动范围，利于日后日常生活动作的完成而进行关节活动训练。从发病后生命体征平稳时就应开始，每个关节的各轴向活动均应被动活动10～15次/组，每日至少1组。动作尽量轻柔、缓慢、有节奏，应尽量使每次活动达到全范围关节活动，但不可超过，以免造成损伤。

(三) 力量训练

对功能活动能力较好的不完全性脊髓损伤患者来说，针对受神经损伤影响的肌肉进行肌力训练是物理治疗的重点。而对于完全性脊髓损伤的患者，其需要强大的残存肌肉力量代偿，以完成许多日常生活活动动作，因此，对损伤平面以上，未受影响的部位进行肌力训练也是临床工作的重点。主要的力量训练方法如下：

1. 抗阻训练 抗阻训练是提高肌力最有效、最基本的训练方法。抗阻训练中最理想的阻力负荷为8～12RM[最大重复次数（repetition maximum，RM）]，即患者一次最多只能重复8～12次的重量负荷，该重量大概相当于1RM的60%～80%。训练时，给患者施加此负荷，嘱患者每组动作重复8～12次，组间休息1～3分钟，重复进行3～5组，每周须至少进行3次。随着患者肌力的增高，运动训练的负荷也应该及时调整。

2. 失神经支配肌肉的肌力训练 目前临床上对失神经支配的肌肉进行力量训练时，一般参考正常健康肌肉的训练方法。对于肌力0～2级的肌肉，肌力训练是较困难的，尤其是在脊髓炎慢性期。除了传统徒手训练方式外，还可利用肌电生物反馈仪来进行肌力训练。肌电生物反馈仪是通过充分调动患者主动神经肌肉募集功能加上被动神经肌肉电刺激共同促进和改善失神经肌肉功能的技术。对于肌力为2级的肌肉，一般采用减重方式进行训练，让患者的肢体在水平面上进行无负荷运动，逐渐增加阻力。对于肌力大于3级的肌肉，训练方法较多，可以直接抵抗肢体重力进行肌力训练；也可以给予较小的阻力，但允许患者能完成全关节活动范围的运动；还可以进行水中肌力训练等。如果患者肌力较好，也可依照正常肌群肌力训练的方法对患者进行常规抗阻肌力训练。若给力量较弱的肌肉使用8～12RM阻力负荷较困难，则可采用近似值负荷进行训练。

（四）垫上活动技巧

1. 翻身训练　学会翻身有助于患者进行床上自主翻身减压、起床或穿脱衣物等活动，这一动作也是患者开始离床活动的基本动作之一。主动垫上翻身动作主要有 2 种策略，即利用惯性作用翻身及利用上肢翻身。

（1）利用惯性作用翻身：胸髓损伤或下颈段脊髓损伤的患者无法借助躯干和下肢肌肉的帮助，只能借助头部、上肢和肩带活动实现翻身。他们的主要翻身方式是快速摆动上肢到身体对侧，同时头颈主动屈曲离开床面并随手一起转动，以带动下半身完成翻身动作。翻身时，将患者翻向侧对侧的脚叠在翻向侧脚上，可降低翻身难度。

（2）利用上肢翻身：患者可使用手抓握或使用前臂钩住床沿、栏杆等物，利用上肢力量实现翻身动作。肢体力量稍差的患者可以使用双手共同努力完成翻身动作。

2. 卧坐转移　一般情况下根据患者活动目的，坐卧转移可分床边坐起和床上坐起。

（1）床边坐起：患者先翻身至侧卧位，然后屈曲躯干，用手将下肢拉向床边，使两小腿垂于床边，然后双上肢配合用力推床面以从床边坐起。

（2）床上坐起：脊髓损伤患者床上卧坐转移有以下两种基本方式。

1）翻身推坐起：患者需先翻身到一侧，然后撑起双上肢，用肘或手支撑躯干重量，双肘或双手交替向脚端移动，将自己推坐起来。

需要注意的是，若想实现长坐位，对患者的腘绳肌柔韧性有一定的要求。如果腘绳肌张力较高、柔韧性不足，则长坐位完成困难。即使已经坐起，也容易出现再次向后倾倒的现象。所以，长坐位前，需保证患者大腿后群肌肉的柔韧性，以及坐起后需保持躯干稍前倾，以避免向后倾倒。

2）直接后伸上肢推坐起：不经翻身，直接从仰卧位坐起来。患者取仰卧位，头颈屈曲抬起，双肘用力向后撑住床面，然后交替进一步后退，再分别伸直肘关节即可撑起躯干到坐位。

3. 垂直撑起　垂直撑起是患者早期需掌握的重要技术，可用来减压、转移、穿衣和在床上移动。患者需要掌握在床上伸膝位向上撑起及在轮椅上坐位撑起。

垂直撑起时，双手靠近臀部，在转移时也会放在相邻的物体表面。随后，患者通过双手向下推，抬起臀部。撑起动作有 3 个组成部分，即肘部伸展、肩部下沉和肩部屈曲。在肘部伸展后，需要通过肩部下沉及屈曲，倾斜躯干来实现进一步抬起。主要发力肌群为背阔肌、三角肌前肌、胸大肌和斜方肌下部。另外，在整个撑起过程中，肩内收肌和肩袖肌群使关节稳定在内收状态。

（五）坐位训练

正确的坐位是患者实现自主转移、进食、穿脱衣物、驱动轮椅等日常生活活动的基础。由于感觉和运动损伤节段的不同，患者需要重新学习维持重心、稳定极限和姿势控制能力。坐位平衡训练也应遵循平衡训练的基本原则，包括：①支撑面积由大到小；②从静态平衡到动态平衡；③重心由低到高；④从自我保持平衡到恢复被破坏的平衡；⑤从睁眼到闭眼；⑥从注意集中下保持平衡到在不注意下保持平衡。

另外，也可使用本体促进技术中的交互收缩和节律稳定技术给患者躯干施加阻力，以改善患者坐位稳定性。同时注意在训练时应给患者充分的安全保障。

（六）转移训练

术语"转移"是指在保持坐姿直立的情况下，表面之间的运动。它包括往返于轮椅、汽车、马桶、浴缸、床上等。通常，转移到较低的表面比转移到较高的表面更容易。

1. 水平转移　患者可先将双腿放于床上然后再进行躯干转移，也可以先将躯干转移至床上，然后再把下肢抬移至床面。另外，转移板（滑板）可用于连接转移面之间的间隙以帮助上肢能力有限的患者转移使用，可以用于训练目的，也可以长期使用。

2. 纵向转移　纵向转移指地面与轮椅／床面之间的转移。

从地面向轮椅转移常用的方法有三种，一种是从侧面坐回轮椅，一种是背向坐回轮椅，还有一种是先面对轮椅用上肢力量提起身体后再转身坐上轮椅。从侧面和背向坐回轮椅较为方便，但对患者的肩关节、肘关节活动能力范围和上肢力量要求较高；第三种方法虽然过程比较复杂，但对上肢力量和关节活动范围的要求较低，大部分患者都可实现。

（1）若患者采取从侧面坐回轮椅的方法，首先应把轮椅摆在上肢力量较强的一侧，患者坐于地面，刹好刹车，然后把双下肢屈曲至最大程度，靠近轮椅侧的手置于坐垫前角处，另一手支撑于靠近髋关节的地面上，双上肢共同用力提升并转动躯干坐到轮椅上。

（2）背向转移法要求患者背对着轮椅坐于两踏板之间，患者身体稍向前倾，双肩极度后伸，肘关节屈曲，双手抓住轮椅座面前缘两边的座架，然后用力向上撑起坐到轮椅座面上。

（3）第三种方法有转身动作，须掌握一定技巧。将轮椅面对自己放在前面，双手撑住轮椅双侧座架使自己从跪坐位转至跪立位，在双上肢撑起身体后转向一侧，使一侧臀部侧坐于轮椅上，然后双手交换方向，分别抓住轮椅扶手，进一步上提并旋转身体坐在轮椅上。

从地面上床的方法和从地面上轮椅的方法类似，但一般选择侧向或正面转身上床。

（七）站立训练

站立训练是恢复独立站立能力的训练方法，同时可对患者产生诸多正面的影响，包括预防或减轻直立性低血压，预防骨质疏松，改善消化系统功能，改善患者心理状态等。站立训练需遵循循序渐进的原则，尤其是在康复早期。

1. 起立床训练　起立床是帮助四肢瘫患者实现直立体验最便捷有效的方法，循序渐进地提高患者站立的角度对改善直立性低血压有较好的作用。

2. 站立架训练　胸髓损伤患者上肢各肌肉均不受影响，可以凭借自身上肢力量在站立架内站起，且能保持一段时间。站立架膝部挡板及固定于臀后的围带可维持患者髋、膝关节的伸直位。

3. 支具辅助站立　下胸段以下平面损伤的患者穿戴支具即可实现较好的站立功能，患者可在平行杠内进行站立训练。站位平衡训练也遵循平衡训练原则，逐渐增加难度，提高站位稳定性。

（八）步行训练

1. 步行训练的原则　治疗师需要掌握的步行训练原则如下：训练量不宜过多；训练任务可完成；如果任务太难，宜分成亚任务进行；逐渐加大任务或亚任务难度；给予合理的指导和演示；合适的反馈。

2. 步行训练方法　常用的步行训练方法包括平行杠内步行训练，如摆至步、四点步和摆过步训练；拐杖步行训练；减重步行训练；水中步行训练；下肢康复机器人步行训练等。

3. 步行水平

（1）治疗性步行：这类步行具有治疗意义，但无实用价值。患者只能站立或短距离行走，可作为一种生理刺激来治疗或防止某些并发症，如骨质疏松、异位骨化、深静脉血栓形成等。

（2）功能性步行：此类步行较前种步行功能要好，除治疗作用外还有实际功能价值，能完成某些生活动作。这类步行又分为以下两类。

1）家庭步行：此类患者步行能力较弱，只能借助下肢长支具和拐杖做短距离行走移动，但对日常生活有很重要的作用，如可在室内外活动，可如厕、入浴等。

2）社区步行：一般指能连续步行900m，能上下楼梯并能终日穿戴必要的支具，其行走功能较前两种好。患者行走能力较强，可进行较长距离的行走，因此可走出家门参与社会活动。行走时也可使用下肢短支具及拐杖。

二、物理因子疗法

（一）治疗目的

改善瘫痪肢体血液循环，减轻肢体水肿和炎症反应，延缓肌肉萎缩，改善神经功能。

（二）治疗方法

1.促进神经恢复，防止肌肉萎缩　低、中频电刺激，功能性电刺激，经颅磁刺激等。

2.脊髓炎继发的肌痉挛　利用短波、超短波和微波疗法可对深部组织热疗；采用石蜡疗法、中药热奄包疗法、太阳灯和红外线疗法对浅部组织热疗；通过水疗法缓解肌肉痉挛。

3.脊髓炎继发的关节挛缩　选择石蜡疗法、超声疗法、碘离子导入疗法。

4.脊髓炎神经痛　应用直流电导入麻醉药，或应用低、中频电刺激，或经颅磁刺激和经皮电刺激神经疗法。

5.改善膀胱功能　盆底肌电刺激，或盆底肌电刺激结合生物反馈疗法。

三、作业治疗

（一）日常生活活动

1.目标设定的影响因素　设定作业治疗目标时需要考虑的因素：所期望的功能恢复程度（考虑到患者的损伤节段和体能状况）；受伤前的功能状态；出院及家庭环境改造计划；患者的生活经历、文化背景等个人背景。

2.提高自我照料技能的策略　可从以下几方面提高自我照料技能：在病房中实践从康复医师处获得的技能；模拟家庭环境；模拟家居日常生活；提高后再改善，减少辅助的程度。

3.需要考虑的日常生活活动　包括进食与饮水、仪表修饰、更衣、如厕等方面。

（二）职业训练

对患者进行康复的目的，不仅是使其恢复部分甚至全部生活自理能力，而且应当进一步使其恢复某种职业工作能力。

作业治疗应根据患者功能恢复的等级及患者的兴趣来选择。对于下肢截瘫的患者，主要选择靠手即能完成的职业工作，其工作范围还是很大的，包括各种手工制作、手工修理、打字、绘图、写作等。对于手部瘫痪的患者，可以学会一种简单操作的新职业，可以进行该职业的训练。对儿童脊髓损伤者，在康复期间还应注意进行适合其年龄的教育，使其在康复完成之后能继续学习。

（三）家居改造

作业治疗师应根据患者在院内训练的情况，指导完成患者住房的改造，以利于患者回归社会和家庭。

四、康复辅助器具

(一)轮椅的选择

根据脊髓炎导致脊髓损伤程度的不同,患者使用的轮椅种类也有差异。

高位脊髓损伤患者出现四肢瘫,一般情况下需选择电动轮椅。C_4 及其以上平面损伤的患者建议使用电动轮椅,C_5 损伤的患者也应选择使用电动轮椅,特别是长距离旅行者,而 C_5 以下脊髓损伤患者可选择标准普通轮椅。

患者使用的轮椅都应配备一个防压疮坐垫。乘坐轮椅者承受压力的主要部位是坐骨结节、大腿及腘窝部、肩胛区。因此,在选择轮椅时要注意这些部位的尺寸是否合适,避免皮肤磨损、擦伤及压疮。同时也要注意座位深度、靠背高度、座位宽度、臂位高度和地面距座位的高度等。要正确、熟练掌握轮椅操作技巧患者必须经过严格的训练指导。

(二)步行辅助器具

髋 - 膝 - 踝 - 足矫形器(hip-knee-ankle-foot orthosis,HKAFO)和膝 - 踝 - 足矫形器(knee-ankle-foot orthosis,KAFO)两种类型的截瘫矫形器可以帮助中低位胸髓损伤患者实现步行功能。但还需要借助平行杠、助行器、肘拐等辅助器具发挥上肢功能,帮助身体平衡和重心转移,以便于下肢抬离地面向前摆动。一般来说,肘拐或者助行器比平行杠更能允许患者有较大的活动空间,也更能增强其生活独立能力,但使用肘拐时需要更好的上肢力量、更高的控制技巧和更好的站立平衡能力。

踝 - 足矫形器(ankle foot orthosis,AFO)主要用来维持踝关节的稳定性。膝关节控制良好,但踝背伸屈和跖屈肌无力的患者可选用此支具。大部分 AFO 都可以矫正足下垂,但抗张能力较低的 AFO 无法抵抗较高的小腿三头肌张力。因此如果小腿三头肌张力较高,则需要抗张能力较好的高温热塑板 AFO。

脊髓损伤患者还可以选用的一种矫形器是交替步态矫形器(reciprocating gait orthosis,RGO)。RGO 由两个塑料 KAFO 组成,两个 KAFO 由骨盆带和伸直的躯干连接起来。RGO 的缆索系统安装于髋关节后面来驱动下肢。缆索装置可在双下肢间传递动力以驱动双腿交替运动。穿上 RGO,患者一侧髋关节的运动引起对侧髋关节向相反方向的运动。当患者重心转移到左腿时,右下肢会向前迈出,相反,把重心转移至右腿,则左腿向前迈出。缆索系统可提供对屈伸的双向控制。缆索的功能是在步行时"协调"双下肢间的运动。当站立侧腿处于伸直状态起到支撑作用的同时,迈步侧腿不承重,且会在缆索互动力的帮助下被动前屈实现迈步功能,即 RCO 矫形器可帮助患者实现单侧下肢交替迈步的往复式步行模式。借助 RGO 和拐杖或往复式助行器,患者就可能实现两点步或四点步步行模式。解除膝关节的落环式锁扣即可转换到坐姿。

(三)日常生活辅助器具

四肢瘫患者通常需各种支具或特殊的装置才能完成穿衣、进食、个人清洁卫生和利用家用电器设备等活动。作业治疗师需根据患者上肢功能状况,制作不同的支具,如万能袖带(套在手掌上,其上可插匙、笔、按键杆等)或带支撑把的匙或叉子及粗柄匙等,并教会其使用;同时根据患者的经济情况,选用气控、颊控、手控的环境控制系统来完成开灯、关灯、拉窗帘、看电视、打电话等,以提高患者的生活质量。

五、心理治疗

脊髓炎致脊髓损伤后心理阶段分期包括无知期、震惊期、否认期、焦虑抑郁期、反对独立期和承认适应期等五个不同的心理阶段。不同阶段出现的心理、精神行为以及躯体障碍各异，诊断时应根据具体症状而定。

发病初始，患者对疾病所致的残疾毫无认识，此时反应迟钝，属于心理反应休克期；此期过后，患者对伤残往往不能理解，不相信残疾的来临及其严重性，坚信自己能痊愈，此为否认期；随着时间的推移，患者逐渐认识到残疾将不可避免，此时性情变得粗暴。把自己内心的不满和痛苦向外发泄，冷静下来后，常感到悲观失望，情绪变得焦虑、抑郁，此为焦虑抑郁期；此期过后会逐步承认现实，对残疾状态能够接受，能比较正确地对待身边的人和事，此为承认适应期。康复工作者应了解各期特点，同时应注意，患者各期的发展不是一成不变的，经常会出现反复。医务人员应根据患者情况，采取认知、行为、支持等心理治疗，使患者尽快进入承认适应期。

在治疗方面，心理专业从业人员根据筛查评估情况，制订药物治疗方案，对患者及家属进行心理咨询干预，并定期复诊。心理治疗常用的方法有支持性心理治疗、生物反馈疗法、催眠疗法、精神分析治疗、婚姻家庭治疗、认知行为疗法、表达性艺术治疗。在脊髓损伤后超早期即可启动心理康复工作，心理专业人员参与制订整体康复方案，并根据患者病情选择恰当的心理康复措施；心理康复干预应贯穿整个康复过程。

六、药物治疗

1. 皮质激素　急性期可采用大剂量甲泼尼龙短期冲击治疗，500～1000mg/d 静脉滴注，连用 3～5 日，有可能控制病情进展。通常 3 个月后临床表现明显改善，也可用地塞米松 10～20mg/d 静脉滴注，10 日左右为一个疗程。上述疗法结束后改用泼尼松口服，按 1mg/kg 或通常成人以 60mg 开始计算，随病情好转可逐渐减量停药。使用激素期间注意补钾、补钙、保护胃黏膜，注意激素的副作用。

2. 免疫球蛋白　用量 400mg/d，静脉滴注，连用 5 日为一个疗程。

3. 抗生素　根据病原学检查和药敏试验结果选用抗生素，及时治疗呼吸道和尿路感染，以免加重病情。

4. B 族维生素　有助于神经功能恢复。

5. 其他　在急性期可选用周围血管舒张药，如烟酸、尼莫地平。神经保护剂，如三磷酸腺苷、胞磷胆碱，疗效难确定。双下肢痉挛者，可口服巴氯芬 5～10mg/ 次，每日 2～3 次。

七、中医康复治疗

脊髓炎属于中医"痿证"范畴，临证当分清虚实缓急。起病急、进展快、肢体力弱、肌肉萎缩尚不明显者，属实，多为肺热津伤或湿热浸淫之证；病程长、渐进发展、肢体弛缓，肌肉萎缩明显者，属虚，多为脾胃虚弱、肝肾亏损之证；病程日久，亦多虚实夹杂，临证需结合患者具体情况，辨证施治。中药、针灸、推拿、传统功法、情志疗法、饮食疗法等对脊髓炎所致的肢体运动功能、感觉功能、大小便功能障碍等均具有一定的效果，以下对临床常用的几种方法进行简单介绍。

1. 中药治疗　根据临床辨证施治原则遣方用药，如证属肺热津伤者，治以清热润肺、濡养筋脉，方用清燥救肺汤加减；湿热浸淫者，治以清热燥湿、通利筋脉，方用加味二妙散加减；脾胃虚弱者，治以补脾益气、健运脾胃，方用参苓白术散加减；肝肾亏损者，治以补益肝肾、强健筋骨，方用六味地黄丸加减。此外，中成药可据证选择香砂六君子丸、虎潜丸、天麻丸、马钱子粉等。

2. 针灸治疗 取手足阳明经及夹脊穴为主。上肢主穴多选择肩髃、曲池、合谷、颈夹脊、胸夹脊，下肢多选髀关、足三里、阳陵泉、腰夹脊等。肺热津伤可配尺泽、曲池、鱼际；脾胃虚弱选用脾俞、胃俞；湿热浸淫选用中极、阴陵泉；肝肾亏虚配肝俞、肾俞；有大小便功能障碍者，加中极、关元、气海、三阴交等；可取 2～3 组接电针仪，可选断续波，刺激量逐渐加强，以患肢出现规律性收缩及耐受为度，留针 20～30 分钟。艾灸常取神阙、中脘、关元、气海等，每次选 2～3 穴，重灸。

3. 推拿治疗 中医推拿手法诸多，如一指禅推法、滚法、按法、揉法、拿法、摇法、捻法，通常结合穴位及患者体位进行操作。如俯卧位时，可在脊柱两侧予以按法 5～8 分钟，并配合腰后伸被动运动，进而在臀部、下肢穴位配合按揉及被动活动；仰卧位时，可施滚法于下肢牵扯，按揉梁丘、足三里等穴位，拿委中、昆仑等穴位，以感受到酸、麻、胀者为佳。

4. 药浴 常用海风藤、透骨草、桑枝、桂枝、络石藤、忍冬藤、鸡血藤等具有通经活络功效的药物，水煎，放入浴水中，洗浴 20～30 分钟。治疗过程中可配合推拿、按摩疗法。

八、康复护理

急性脊髓炎的护理极为重要，除临床常规护理、病情观察及用药护理、健康指导等常规护理外，还应包含以下内容。

1. 皮肤护理 应注意患者皮肤压疮的防治，保持皮肤清洁，定时翻身，在骶尾部、足跟及骨隆起处放置气圈。尿失禁者应勤换尿布，保持会阴清洁。皮肤发红时，可用 10% 酒精轻揉，再涂以 3.5% 安息香酊。已发生压疮者，应局部换药，促进创面愈合，忌用热水袋以防烫伤。如伤口表面较浅，应控制感染，防止扩大；如有脓液及坏死组织，应手术切除坏死组织；如伤口炎症消退，可局部用紫外线照射，紫草油纱布外敷促进肉芽组织生长。

2. 防治坠积性肺炎 注意保暖，鼓励咳痰，注意按时翻身叩背、排痰和转换体位。高位脊髓炎有呼吸肌麻痹者应尽早气管切开或使用人工呼吸机辅助呼吸，吞咽障碍者应给予放置胃管。

3. 尿潴留护理 鼓励患者多喝水，训练患者自己排尿。如果排尿困难，则留置导尿管，应注意无菌操作，每 4 小时排尿一次，训练膀胱排尿功能。运动时应选择坐姿，以利膀胱功能的恢复。

4. 防治尿路感染 排尿障碍者应给予无菌导尿，留置导尿并用封闭式集尿袋，定期放尿。尿便失禁者应勤换尿布，保持会阴部清洁。

5. 排便护理 肛门括约肌障碍使胃肠蠕动减慢，易出现便秘和消化不良。因此，应给予高营养且对胃肠道刺激少而易于消化的食物。在保证能量供给的基础上补充足够的钾、钙、维生素等营养成分。对便秘患者可根据情况给予助消化药或开塞露以协助排便。

6. 饮食护理 给予高营养、易消化的食物，多吃蔬菜、水果，多喝水，刺激肠蠕动增加，减少便秘和胃肠胀气。长期卧床不起的瘫痪患者应多吃酸性食物，防止长骨脱钙。不能吞咽者应给予鼻饲。

7. 心理护理 急性脊髓炎时，早期受损平面以下部位自主运动、感觉、反射运动均丧失功能，大小便潴留，导致患者出现焦虑、恐惧、忧郁、急躁，甚至放弃生命等心理。因此，需要及时发现患者的心理变化，针对不同患者给予相应的心理疏导。热情耐心地与患者沟通交流，运用通俗的语言介绍本病的转归及预后。将患者安排到有相似病种并恢复较好的病友的病室，使患者放松心情，树立信心，并通过与病友之间的交流使其得到良好的影响。指导家属对患者进行护理与照顾，使患者感到来自家庭的支持和爱心，有利于患者消除悲观情绪，积极面对治疗，主动参与治疗与康复。

第五节　脊髓炎康复病案示范

一、病史摘要

【主诉】　渐进性四肢感觉、运动伴大小便功能障碍 7 个月。

【现病史】　患者 7 个月前无明显诱因出现左下肢不能感知水温，力量无明显下降，仍可行走。2 日后出现双下肢无力，蹲下无法站起，双下肢无力逐渐加重，并出现小便不能自行排泄，伴双下肢针刺、烧灼感，大便排泄正常。而后无力症状向双上肢蔓延，双上肢不能抬起，伴双上肢麻木感及大便排泄困难。颈椎 MRI 示 "$C_5\sim T_1$ 椎体水平脊髓内异常信号"，完善脑脊液及自身抗体等检查后，考虑 "视神经脊髓炎谱系疾病"。给予激素、丙种球蛋白冲击疗法等治疗，病情稳定后行康复训练，四肢功能及大小便功能较前改善。现双上肢可抬离床面，双手可抓握、伸展，双下肢可于床面移动，小便可排泄，大便干结，可独坐，四肢有麻木、针刺感，胸部有束带感。日常生活动作大部分依赖。为求进一步康复治疗，门诊以 "视神经脊髓炎谱系疾病康复" 收入院。

患者自发病以来，无发热，无咳嗽、腹痛、胸痛等不适。患者目前神志清醒，精神佳，情绪尚可，食欲欠佳，睡眠正常，排便前有便意，排便费力，借助开塞露，每日 1 次，可自行排尿，伴尿急，体重较发病前增加，具体未测量。

【既往史】　发病后发现甲状腺功能减退，给予左甲状腺素钠片治疗（具体不详），3 个月前停服，1 个月前监测提示仍有甲状腺功能减退，现予左甲状腺素钠片 50μg，每日 1 次。发病后血压升高，最高为 170/90mmHg，给予苯磺酸氨氯地平降压治疗，监测血压晨起为 140～170/80～90mmHg，午后血压 90～100/60～70mmHg。否认糖尿病、冠心病病史。否认手术史，否认外伤史。无结核病史及其密切接触史，无血制品输注史，对青霉素过敏，预防接种史按计划进行。

【并存疾病】　无。

【专科体格检查】　体温 36.3℃，脉搏 74 次 /min，呼吸 20 次 /min，血压 125/70mmHg，心律齐，双肺呼吸音清，腹软，无压痛，双下肢无水肿。神经系统体格检查：神志清，精神可，言语流利，高级皮质功能正常。脊柱无畸形、红肿、触压痛。双侧跟腱短缩，双踝背屈活动受限。改良 Ashworth 量表评分：双下肢伸肌张力 1$^+$ 级。最低正常感觉平面 L/R：C_3/C_3，C_3 以下平面不规则减退或消失。徒手肌力评定（MMT）：肱二头肌 L/R，4 级 /4 级；桡侧腕长伸肌 L/R，3 级 /3 级；肱三头肌 L/R，3 级 /4 级；中指指深屈肌 L/R，3 级 /3 级；小指展肌 L/R，3 级 /3 级；髂腰肌 L/R，1 级 /2 级；股四头肌 L/R，3 级 /3 级；胫前肌 L/R，3$^-$ 级 /3$^-$ 级；趾长伸肌 L/R，3 级 /3 级；腓肠肌 L/R，4 级 /4 级。肱二头肌肌腱反射左 / 右：(++)/(++)；肱三头肌腱反射左 / 右：(++)/(++)；桡骨膜反射左 / 右：(++)/(++)；膝跳反射左 /右：(+++)/(+++)；跟腱反射左 / 右：(+++)/(+++)；膝阵挛左 / 右：(-)/(-)。踝阵挛左 /右：(+)/(+)。Hoffmann 征左 / 右：(-)/(-)；Babinski 征左 / 右：(+)/(+)。肛门周围感觉存在，肛门深压觉存在，肛门有自主收缩。球海绵体反射 (+)。双下肢音叉振动觉减退，双下肢关节位置觉减退，坐位平衡 3 级，立位平衡 0 级，Berg 平衡量表评分 0 分，日常生活活动能力改良 Barthel 指数评分 30 分。神经痛，四肢麻木感，双下肢针刺样疼痛，VAS 评分 4 分，胸部束带感。

【诊断】

1. 视神经脊髓炎谱系疾病

　　四肢运动功能障碍

　　四肢感觉功能障碍

　　神经源性膀胱

　　神经源直肠

　　痉挛

　　神经痛

　　焦虑状态

　　日常生活活动能力受限

　　社会参与能力受限

2. 甲状腺功能减退

3. 高血压（2 级，中危）

二、康复评定

（一）功能评定

1. 神经功能评定

（1）运动平面：C_5。

（2）感觉平面：最低正常感觉平面 L/R，C_3/C_3，C_3 以下平面不规则减退或消失。

（3）神经平面：C_3。

（4）分级：AIS C 级四肢瘫。

2. 肌肉功能评定

（1）双下肢伸肌张力 1^+ 级。

（2）肱二头肌 L/R：4 级 /4 级；桡侧腕长伸肌 L/R：3 级 /3 级；肱三头肌 L/R：3 级 /4 级；中指指深屈肌 L/R：3 级 /3 级；小指展肌 L/R：3 级 /3 级；髂腰肌 L/R：1 级 /2 级；股四头肌 L/R：3 级 /3 级；胫前肌 L/R：3^- 级 /3^- 级；趾长伸肌 L/R：3 级 /3 级；腓肠肌 L/R：4 级 /4 级。

3. 心理功能　应用汉密尔顿焦虑量表、汉密尔顿抑郁量表对患者的心理状态进行评定，结果显示轻度抑郁。

（二）结构评定

颈椎 MRI（2021-04-06，外院）：$C_4 \sim T_2$ 椎体水平低 T_1WI、高 T_2WI 信号。

颈椎 MRI（2021-06-09，外院）：$C_1 \sim T_2$ 椎体水平低 T_1WI、高 T_2WI 信号。

水通道蛋白 4（AQP4）抗体 IgG（2021-05-23，外院）：阳性 $1:100^+$。

双侧跟腱短缩，双踝背屈活动受限。

（三）活动评定

1. BADL 能力评定　使用改良 Barthel 指数对患者的日常生活活动能力进行评定：进餐

（10分）、洗澡（0分）、修饰（5分）、穿衣（5分）、小便（5分）、大便（5分）、用厕（0分）、床椅转移（0分）、平地走（0分）、上下楼梯（0分），共30分。

2.IADL能力评定 使用IADL量表对患者进行评定：使用电话（3分）、上街购物（0分）、食物烹调（0分）、家务维持（1分）、洗衣服（0分）、外出（0分）、服用药物（1分）、处理财务的能力（2分），共7分。

三、康复诊断

1.运动功能障碍 四肢运动功能障碍。

2.感觉功能障碍 四肢感觉功能障碍。

3.心理功能障碍 焦虑状态。

4.结构异常 双侧跟腱短缩，双踝背屈活动受限。

5.活动受限 日常生活活动能力严重受限。

6.参与受限 患者工作、社会交往及休闲娱乐严重受限。

四、康复治疗

近期目标：维持及扩大关节活动范围，提高肌力，改善肌张力，独立转移，提高日常生活活动能力。

远期目标：实现独立步行，日常生活自理，回归家庭。

1.运动疗法 被动运动，肌力抗阻训练、转移训练、起立床站立训练、康复踏车训练。

2.物理因子疗法 功能性电刺激、经颅磁刺激。

3.作业治疗 上肢肌力训练、手功能训练、穿衣技巧训练。

4.康复护理 常规护理，注意排尿及排便护理；饮食给予高营养、易消化的食物，多吃蔬菜、水果，多喝水，刺激肠蠕动增加，减少便秘和胃肠胀气。

（潘　钰　倪学翊）

吉兰 - 巴雷综合征康复

第一节 吉兰 - 巴雷综合征概述

吉兰 - 巴雷综合征（Guillain-Barré syndrome，GBS）是一类免疫介导的急性炎性周围神经病。该病还包括急性炎性脱髓鞘性多发性神经病（acute inflammatory demyelinating polyneuropathy，AIDP）、急性运动轴突性神经病（acute motor axonal neuropathy，AMAN）、急性运动感觉轴突性神经病（acute motor sensory axonal neuropathy，AMSAN）、米勒 - 费希尔综合征（Miller-Fisher syndrome，MFS）、急性感觉神经病（acute sensory neuropathy，ASN）等亚型。其中，AIDP 是 GBS 中最常见的类型，也称经典型 GBS，主要病变为多发神经根和周围神经节段性脱髓鞘。

GBS 的确切病因尚未完全阐明。目前，认为本病是一种由细胞免疫和体液免疫共同介导的自身免疫性疾病。由于病原体（病毒、细菌）的某些组分与周围神经髓鞘的某些组分相似，机体的免疫系统发生了错误的识别，产生自身免疫性 T 淋巴细胞和自身抗体，并针对周围神经组分发生免疫应答，引起周围神经髓鞘脱失。GBS 发病前较多患者有感染、疫苗接种及手术史等，较为明确的有空肠弯曲菌（campylobacter jejuni，CJ）、疱疹病毒及支原体感染，以空肠弯曲菌感染关系最为密切。

GBS 的年发病率国外为（0.6～2.4）/10 万，男性略多，各年龄组均可发病。欧美国家发病年龄高峰为 16～25 岁和 45～60 岁，呈双峰现象，无季节倾向。亚洲夏秋发病率高，我国尚无系统的流行病学资料，但发病年龄以儿童和青壮年多见。我国 GBS 发病有地区和季节流行趋势，在河北省与河南省交界的农村地区，夏秋季有数年一次的流行趋势。

一、临床表现

任何年龄、任何季节均可发病。多有前驱事件发生，常见的有腹泻和上呼吸道感染，包括空肠弯曲菌、巨细胞病毒、肺炎支原体或其他病原菌感染，疫苗接种，手术，器官移植等。急性起病，病情多在 2 周左右达到高峰。

弛缓性肢体肌肉无力是 AIDP 的核心症状。多数患者肌无力从双下肢向上肢发展，数日内逐渐加重，少数患者病初呈非对称性；肌张力可正常或降低，腱反射减低或消失，而且经常在肌力仍保留较好的情况下，腱反射已明显减低或消失，无病理反射。部分患者可有不同程度的脑神经运动功能障碍，以面部或延髓部肌肉无力常见，且可能作为首发症状就诊；极少数患者有张口困难，伸舌不充分和力弱及眼外肌麻痹。严重者可出现颈肌和呼吸肌无力，导致呼吸困难。部分患者有四肢远端感觉障碍，下肢疼痛或酸痛，神经干压痛和牵拉痛。部分患者有自主神经功能障碍。

二、功能障碍

1. 运动功能　如对称性弛缓性瘫痪，在数日内自下肢上升至上肢并累及脑神经，称为 Landry 上升性麻痹。发生轴索变性时可见肌肉萎缩。

2. 感觉障碍　多较轻，其特点为主观感觉障碍重，客观感觉障碍轻，表现为肢体远端感觉异常和手套、袜套样感觉减退，可先于瘫痪或同时出现，也可无感觉障碍。某些患者疼痛可很明显，肌肉可有压痛，尤其是腓肠肌压痛。感觉缺失较少见，振动觉和关节运动觉一般不受累。

3. 脑神经麻痹　少数患者出现，可为首发症状，常见双侧面神经瘫痪，其次为舌咽神经和迷走神经瘫痪，表现为面瘫、声音嘶哑、饮水呛咳、吞咽障碍。严重者不能进食。动眼神经、展神经、舌下神经、三叉神经的损害较少见，偶可见视盘水肿。

4. 自主神经损害　可出现出汗增多、皮肤潮红、手足肿胀及营养障碍、心动过速、心律失常等症状，罕见括约肌功能障碍和血压降低。

5. 常见并发症　有肺炎、肺不张、窒息、中毒性心肌炎及心力衰竭。也可发生深静脉血栓形成及压疮。

三、并发症

1. 吞咽问题　延髓支配的肌肉功能障碍可引起吞咽问题。

2. 呼吸衰竭　GBS 患者多见呼吸衰竭，15%～30% 的患者需要通气支持。伴有吞咽问题的患者无法清除分泌物，更需要通气支持。

3. 自主神经功能紊乱　是一个公认特征，也是导致死亡的主要原因，70% 患者会出现自主神经功能障碍，症状包括心动过速、尿潴留、血压波动幅度大、直立性低血压、心动过缓、其他心律失常、肠梗阻和汗液分泌减少。约20% 的患者会出现严重自主神经功能紊乱，主要见于严重无力和呼吸衰竭的患者。

4. 心血管并发症　常见表现为血压阵发性波动、快速性心律失常和缓慢性心律失常。

5. 异位骨化　约 4% 的 GBS 患者患有异位骨化，特别是在要求机械通气、胃造瘘术和气管切开 10 个月以上的患者，异位骨化发生率很高。

6. 深静脉血栓形成　深静脉血栓一般发生在病后 4～7 日。

第二节　吉兰 - 巴雷综合征康复评定

一、临床评估

GBS 的诊断要点：病前 1～4 周有感染史，急性或亚急性起病，并在 4 周内进展的对称性四肢弛缓性瘫痪、腱反射减弱或消失及脑神经损害。轻微感觉异常，脑脊液的蛋白细胞分离现象，肌电图检查早期可见 F 波及 H 反射延迟或消失，神经传导速度减慢，远端潜伏期延长，动作电位波幅正常或下降。在临床评估方面，最重要的在于评估患者呼吸肌功能，有无受累及受累的程度，有无合并呼吸衰竭及有无使用呼吸机辅助呼吸指征。

二、全身功能状态评估

包括心肺功能状况评估，是否使用呼吸肌，有无各种并发症，是否复发等。残疾评定 6 分功能量表（6-point functional scale），该量表适用于 GBS 病程在 6～12 个月的患者，但 GBS 的恢复期可达 18 个月，故此量表有一定的局限性。除临床评定外，应对患者的功能水平进行全面的评估，包括运动功能、感觉功能、肺功能、粗大运动的控制能力、精细运动的协调能力、步态、疼痛、自我概念、心理测验、日常生活技能、结合患者的自身背景评估等，记录相关测试结果（表 8-1）。

表 8-1　残疾评定 6 分功能量表

分值 / 分	功能
0	健康
1	有轻微症状和体征
2	不需要辅助可步行 5m
3	需要辅助可步行 5m
4	轮椅或卧床生活，需束缚保护
5	白天或夜间部分时间需要呼吸机辅助呼吸
6	死亡

注：吉兰 - 巴雷综合征（GBS）多为一组肌群麻痹，故康复结局一般多用残疾评估方法，而不采用徒手肌力评定（MMT）。

三、运动功能评定

（一）肌力评定

徒手肌力评定（manual muscle test，MMT）是临床工作中最常使用的方法。该技术使用一种主观分级。范围从 0 级（完全弛缓性瘫痪）到 5 级（正常强度）。即通常所指的"英国医学研究委员会分级"。

（二）关节活动范围测定

关节活动范围（range of motion，ROM）是指关节运动时所通过的运动弧，常以度数（°）表示，亦称关节活动度。因关节活动有主动和被动之分，所以关节活动范围亦分为主动与被动。临床测量时要求选择合适的测量工具，在标准体位下进行测量。

（三）患肢周径的测量

用尺测量或容积仪测量受累肢体的周径并与相对应的健侧肢体比较。

（四）运动功能恢复等级评定

由英国医学研究会（BMRC）提出，将神经损伤后的运动功能恢复情况分为六级，简单易行，是评定运动功能恢复最常用的方法（表 8-2）。

表 8-2　吉兰 - 巴雷综合征（GBS）预后运动功能恢复评定表

分级	评定标准
0 级（M0）	肌肉无收缩
1 级（M1）	近端肌肉可见收缩
2 级（M2）	近、远端肌肉可见收缩
3 级（M3）	所有重要肌肉功能抗阻力收缩
4 级（M4）	能进行所有运动，包括独立性的或协同的运动
5 级（M5）	完全正常

四、感觉功能评定

病损后感觉消失区往往较实际损伤小，且感觉消失区边缘存在感觉减退区。感觉功能的评定有浅感觉（触觉、痛觉、温度觉）、深感觉（位置觉、振动觉）和复合感觉（两点分辨觉及实体觉）的检查，此外还可以做 Von Frey 单丝压觉试验。

疼痛评定常采用视觉模拟评分法（VAS）、简式麦吉尔疼痛问卷等评定方法。病损后感觉功能恢复的评定可参考英国医学研究会（BMRC）感觉功能分级评定表（表 8-3）。

表 8-3　英国医学研究会（BMRC）感觉功能分级评定表

分级	评定标准
0 级（S0）	感觉无恢复
1 级（S1）	支配区皮肤深感觉恢复
2 级（S2）	支配区浅感觉和触觉部分恢复
3 级（S3）	皮肤痛觉和触觉恢复且感觉过敏消失
4 级（S3⁺）	到 S3 水平外，两点分辨觉部分恢复
5 级（S4）	完全恢复

五、肺功能评定

重症患者可出现呼吸肌麻痹导致周围性呼吸衰竭，偶有出现因延髓的呼吸中枢受累出现中枢性呼吸困难。呼吸肌麻痹分为三度（表 8-4）。

表 8-4　呼吸肌麻痹分级

分级	评定标准
Ⅰ度	语音减弱，咳嗽力弱，无呼吸困难，呼吸频率加快，胸廓上部运动有代偿性增强，哭闹或深呼吸时有矛盾呼吸。X 线透视下可见肋间肌或膈肌运动稍减弱
Ⅱ度	语音及咳嗽力弱，有呼吸困难，呼吸频率更快，上胸廓运动有明显代偿性增强，说话时有矛盾呼吸。X 线透视下可见膈肌明显力弱，上下活动幅度小于 1/2 个肋间
Ⅲ度	明显呼吸困难，咳嗽反射几乎消失，呼吸频率比正常增快 1 倍以上，安静时有矛盾呼吸

六、反射检查

反射检查需要患者充分配合，并进行双侧对比检查。常用反射有肱二头肌反射、肱三头肌反射、桡骨膜反射、膝反射和踝反射等。

七、自主神经检查

正常肢体的周围神经中含有不同数量的交感自主神经纤维，当神经受损后表现为不同程度的交感效应；主要为汗腺分泌障碍，常用发汗试验评估。

八、电诊断检查

对周围神经病变，最具有价值的检查是电生理检查，具有诊断和功能评定的价值。常用的方法如下所示。

1. 肌电图检查　对 GBS 有重要的诊断和评定价值，可判断失神经的范围与程度及神经再生的情况。肌电图改变与病情严重程度及病程有关。在部分以神经轴索损害为主的病例中，病后 2～3 周可出现失神经电位如纤颤电位、峰电位，以后出现多相电位增加，可见小的运动单位电位（新生电位）。

2. 神经传导速度的测定　可以确定传导速度、动作电位幅度和末梢潜伏时间。既可用于感觉神经，也可用于运动神经的功能评定，以及确定受损部位。正常情况下，四肢周围神经的传导速度一般为 40～70m/s。神经损伤时，运动神经传导速度常明显减慢，且末端潜伏期较正常人明显延长，有的部位有阻断。

3. 直流-感应电检查　应用间断直流电和感应电刺激神经、肌肉，根据阈值的变化和肌肉收缩状况，来判断神经肌肉的功能状态。

4. 强度-时间曲线　是一种神经肌肉兴奋性的电诊断方法。通过时值测定和曲线描记判断肌肉为完全失神经支配、部分失神经支配及正常神经支配，并可反映神经是否再生。

九、心理功能

吉兰-巴雷综合征患者常有抑郁、焦虑和严重的躯体化症状。临床常使用症状自评量表（SCL-90）、自评抑郁量表（SDS）及汉密尔顿抑郁量表（HAMD）评定 GBS 患者的精神状态。

十、日常生活活动能力评定

GBS 引起周围神经损伤后，其结构与功能的受限常导致相应的活动受限，可采用改良 Barthel 指数对患者日常生活活动能力进行评定。

第三节　吉兰-巴雷综合征康复诊断

一、运动功能障碍

常起病时表现为手足无力、步行无力、易跌倒，握持及抬臂困难。左右呈对称性、弛缓性瘫痪，下肢重于上肢，远端重于近端，可出现足下垂，手指半屈曲。腱反射减弱或消失，继发性肌肉萎缩。颈肌、躯干肌、膈肌和肋间肌亦可出现瘫痪。

二、感觉功能障碍

多较轻，可分为主观性和客观性感觉障碍。特点包括主观感觉障碍重，表现为麻木、疼痛和烧灼感等；客观感觉障碍轻，表现为肢体远端感觉异常和手套、袜套样感觉减退，可先于瘫痪或同时出现，也可无感觉障碍。

三、呼吸肌麻痹

重症患者可因呼吸肌麻痹而出现呼吸衰竭，偶见因延髓呼吸中枢受累出现呼吸困难。

四、脑神经障碍

少数患者出现脑神经麻痹，可为首发症状，常见双侧面神经瘫痪；其次为舌咽神经和迷走神经周围性瘫痪，表现为面瘫、声音嘶哑、饮水呛咳、吞咽障碍。严重者不能进食。动眼神经、展神经、舌下神经、三叉神经的损害较少见，偶见视盘水肿。

五、自主神经损害

可出现出汗增多、皮肤潮红、手足肿胀及营养障碍、心动过速、心律失常等症状，罕见括约肌功能障碍和血压降低。

六、步行障碍及日常生活活动能力低下

主要由瘫痪引起，另外，深感觉障碍导致平衡失调也是其原因之一。

七、关节挛缩

神经营养障碍、活动受限等原因使关节渐渐固定、变形、僵直、挛缩。

第四节　吉兰 - 巴雷综合征康复治疗

一、临床处理原则

(一) 病因治疗

GBS 的主要危险为呼吸肌麻痹，应尽早发现，并进行及时、有效的治疗，阻止病情恶化，给予支持治疗、免疫治疗、并发症防治和对症处理，同时强化护理疗法。

1. 呼吸肌麻痹治疗　呼吸肌麻痹是 GBS 的主要危险。应密切观察呼吸情况，重症患者应在重症监护病房治疗，当患者出现气短、肺活量降至 1L 以下或动脉血氧分压低于 70mmHg时，可行气管插管或气管切开辅助呼吸。呼吸器的管理非常重要，可根据患者症状及血气分析结果调节通气量。应加强护理，如定时翻身拍背、雾化吸入和吸痰等，保持呼吸道通畅，预防感染等并发症。

2. 静脉注射免疫球蛋白（intravenous immunoglobulin，IVIg）　抑制异常免疫反应，消除致病因子神经损伤，促进神经再生。急性期应用可阻止病情进展，缩短疗程，减少辅助呼吸器应用，改善近期和远期疗效。IVIg 过敏或存在 IgA 型抗体者、心力衰竭、肾功能不全患者禁用。

3. 血浆置换（plasma exchange，PE）　曾认为血浆置换是 GBS 治疗标准，能够改善症状，可缩短病程，减少辅助呼吸器应用和减少并发症。血浆置换可清除特异的周围神经髓鞘抗体和血液中其他可溶性蛋白，宜在发病后 2～3 周内进行，用于重症或呼吸肌麻痹患者。主要禁忌证是严重感染、心律失常、心功能不全及凝血功能障碍等。血浆置换可合用激素，以预防新的抗体产生和疾病复发。IVIg 和 PE 是 GBS 的一线治疗，可消除外周血免疫活性细

胞、细胞因子和抗体等，减轻其所致的神经损害。尽管两种疗法的费用昂贵，PE需在有特殊设备的医疗中心进行，但严重或进展快的病例，早期应用可能改变病程及减少辅助通气的花费。

4.皮质类固醇（corticosteroid） 曾广泛应用，目前仍有争议。国内外也有许多资料显示常规剂量激素并不能阻止其病情发展和缩短病程，通常认为对 GBS 无效，并有不良反应。但无条件使用 IVIg 和 PE 的患者可试用甲泼尼龙 500～1000mg/d，静脉滴注，连用 5～7 日；或地塞米松 10mg/d 静脉滴注，7～10 日为一个疗程。

5.免疫抑制剂 重症 GBS 及 GBS 在其他药物治疗效果不佳或有用药禁忌的情况下可以试用环磷酰胺或硫唑嘌呤，辅以神经代谢活化剂，如辅酶 A、三磷酸腺苷、细胞色素 C、神经生长因子等。

（二）对症治疗和预防并发症

1.重症病例应持续心电监护，窦性心动过速常见，通常不需要处理；严重心脏传导阻滞和窦性停搏少见，需植入临时性心脏起搏器。

2.高血压可用小剂量 β 受体阻滞剂，低血压可扩容或调整患者体位。

3.穿弹力袜预防深静脉血栓形成，小剂量肝素有助于预防肺栓塞。

4.应用广谱抗生素预防和治疗坠积性肺炎和脓毒血症。

二、康复治疗原则与策略

（一）康复治疗原则

康复治疗师应根据不同的时期、不同的功能障碍进行个体化、有针对性的治疗。早期主要是改善呼吸功能，止痛，消肿，减少卧床并发症，预防患者肌肉萎缩和关节挛缩。中后期主要是采用各种综合治疗手段促进受损神经的恢复与再生，减慢或减轻肌肉萎缩，注意维持和扩大关节活动范围，预防关节挛缩、畸形等并发症的发生，增强肌力和耐力，解除心理障碍；对于不能完全恢复的肢体，配备矫形器，使患者最大程度地恢复生活能力和社会活动能力。

（二）康复治疗策略

1.肺功能训练 在疾病早期对呼吸肌麻痹者，主要进行膈肌起搏、辅助或主动腹式呼吸、缩唇呼吸及呼吸体操训练。对呼吸肌肌力减弱者，进行胸部扩张练习和呼吸肌群的柔韧性训练。对于有肺部感染者，积极进行体位引流、排痰治疗，同时用主动循环呼吸技术（ACBT）指导患者训练，以完成有效咳嗽和排痰。

2.运动疗法

（1）关节活动训练：GBS 患者可出现双侧肢体或四肢肌力减弱或完全麻痹。当患者的运动控制能力逐渐下降时，由于关节的制动、肢体的肿胀、疼痛、不良肢位、肌力不平衡等因素，常易出现因关节受累而疼痛、肌肉萎缩、关节挛缩。为预防以上并发症的出现，被动运动具有重要意义。为防止肌肉挛缩变形，做拮抗肌被动运动，以保持正常的活动范围。对于受累肢体各关节，早期应进行全关节活动范围各轴向的被动运动，每日至少 1～2 次，以保持受累关节的正常活动范围。若受损程度较轻，视患者肢体麻痹程度而决定进行被动运动、辅助下的主动运动或主动运动。治疗初期，应正确摆放体位，以保持肢体功能位，保护无力的肌肉，预防挛缩和失用导致的畸形。肌力在 3 级或 3 级以下时，主动活动受限，可进行持续被动活动。被动关节活动应从近端关节开始，动作轻柔，并且只活动到痛点。

（2）增强肌力训练：根据瘫痪肌肉的功能情况相继做被动运动、助力运动、主动运动、抗阻力运动，循序渐进，动作应缓慢，范围尽量大。受累肌肉肌力为0~1级时，进行被动运动、肌电生物反馈疗法等治疗；肌力为2~3级时，进行助力运动、主动运动及器械性运动，但应注意运动量不宜过大，以免肌肉疲劳。随着肌力的增强，逐渐减少助力；肌力为3~4级时，可进行抗阻练习，以争取肌力的最大恢复。采用渐进性抗阻力训练时要注意适量的原则，随着患者肌力及耐受力的增加逐渐增加活动阻力。根据瘫痪肌肉的肌力情况决定增强肌力训练的模式，如为了训练最大肌力需做等张收缩训练，而等长收缩可训练肌肉的耐久力，并采用视觉和听觉的反馈作用来提高训练效果。如下肢以静止性的负重等长训练为主，手以精细、灵活性活动训练为主。当受累肌肉的肌力增至4级时，在进行以上抗阻力运动训练的同时，进行速度、耐力、灵敏度、协调性与平衡性的专门训练。训练患者翻身、起坐、坐位平衡、爬行位保持平衡、扶杠站立、平行杠内步行、扶杖步行等。

3. 物理因子疗法　物理因子疗法对于促进随意运动的恢复，缓解疼痛，防止关节挛缩等均具有一定的治疗价值。适当时机选用生物反馈或肌电生物反馈疗法亦为行之有效的方法。失神经支配1个月后，肌肉萎缩最快，宜及早采用电刺激疗法，防止或减轻肌肉萎缩，失神经后数月仍可用电刺激治疗。当肌肉未恢复主动运动时，对瘫痪肌肉可根据电生理检查结果选用不同波形参数的低频脉冲电疗法，使肌肉产生节律性收缩。通常选用三角形电流进行电刺激，对完全丧失神经支配的肌肉需采用指数曲线电流，选择性作用于瘫痪肌肉。当肌肉出现主动活动时，开始使用肌电生物反馈疗法。其他物理因子的应用，如早期应用超短波、微波、短波和红外线等热疗法，既有利于改善局部血液循环和局部营养，促进水肿吸收、消除炎症，又有利于促进神经再生和神经传导功能恢复。另外，温热敷或湿敷疗法可改善局部血液循环，缓解疼痛，松解粘连，促进水肿吸收。

4. 感觉训练　随着患者感觉功能的恢复，应提供感觉刺激的机会。对于感觉过敏者，可反复刺激过敏区，克服患者过敏现象，如将肢体置于漩涡水中15~30分钟，漩涡从低速逐渐到高速。对实体觉缺失者，可给予不同质地、不同形状的物体进行感觉功能训练。先进行触觉训练，用软的物体（如橡皮擦）摩擦手指掌侧皮肤，然后是振动觉的训练。后期训练则涉及对多种物体大小、形状、质地和材料的鉴别，可将一系列不同大小、不同形状、不同质地、不同材料制成的物体放在布袋中让患者用手触摸辨认，如橡皮块、钥匙、螺钉、硬币、回形针和扣子等。感觉训练的原则是先进行触觉训练，再进行振动觉训练。由大物体到小物体，由简单物体到复杂物体，由粗糙质地到细滑质地，由单一物体到混合物体。

5. 作业疗法　日常生活活动能力的训练应始于疾病早期，在综合训练的基础上，开始如个人卫生、进食、更衣、转移、器具的使用和步行等日常生活活动训练。早期可使用自助具或支具来补偿上下肢所丧失的功能，除极重症GBS外，一般均可达到日常生活活动自理。在进行肌力训练时应注意结合功能活动和日常生活活动训练，如上肢练习洗脸、梳头、穿衣、伸手取物等动作；下肢练习蹬自行车、踢球动作等。治疗中不断增加训练的难度和时间，以增强身体的灵活性和耐力。

6. 康复工程　GBS患者由于肢体长期的弛缓性瘫痪、肌力弱或完全消失，受累肌与其拮抗肌之间不平衡、疼痛和水肿等因素的影响，受累关节不能保持功能位，极易出现肌肉、肌腱和关节挛缩变形。防止挛缩发生的最好方法是将肢体保持于良好体位，并用夹板与支具将关节取最利于日常生活的角度固定。例如，上肢腕、手指肌肉无力者可使用夹板固定；胸神经损伤致前锯肌麻痹时，可使用复杂的肩胛带固定架；足部肌力不平衡所致足内翻、足外翻、足下垂，可使用下肢短矫形器；大腿肌群无力致膝关节支撑不稳定，小腿外翻、屈曲挛缩，可使用下肢长矫形器。矫形器除在功能训练时脱下，原则上卧床或休息时均应使用。

7.心理治疗　GBS患者由于功能障碍及医疗产生的经济负担，导致不同程度的心理问题。患者特别容易出现烦躁不安，在康复训练过程中容易出现抵触情绪，不配合训练。对于这类患者，先进行全面的心理评定，再针对性地开展心理治疗。常用的治疗方法包括支持性心理治疗、催眠术、松弛训练、生物反馈疗法、森田疗法等。治疗时不急躁不厌烦，可采用心理咨询、集体治疗、患者示范等方式来消除或减轻患者的心理障碍，使其发挥主观能动性，积极地进行康复治疗。

8.传统医学治疗　有研究显示，针灸、中医辨证用药及推拿等治疗对GBS患者具有一定的治疗价值。针灸治疗可采用毫针刺法、电针法、头针法、耳针法等。

三、康复结局

本病为自限性疾病，多于发病4周时症状和体征停止进展，经数周或数月恢复，恢复中可有短暂波动，极少复发。10%~20%的患者死于呼吸肌麻痹，幸存者中，大约95%在6个月~2年内完全恢复。完全恢复的患者可重新获得4~5级肌力，全范围或接近全范围的关节活动，触觉、前庭觉和本体感觉正常或接近正常，能独立行走，恢复手的基本活动功能，能独立进行日常生活活动、生产活动和娱乐活动。有前期空肠弯曲菌感染证据者预后较差；病理以轴索变性为主者，病程较迁延且恢复不完全；高龄、起病急骤或辅助通气者预后不良。早期有效治疗及支持治疗可降低重症病例的病死率。

四、家庭宣教

应对患者及家属进行家庭宣教，嘱平时应注意饮食卫生，尽量避免腹泻、感冒等可诱发GBS发生的影响因素。一旦患病要注意防护，GBS发病后有可能累及呼吸肌，应注意保持呼吸道通畅，及时排痰，注意患者的呼吸变化情况。鼓励家属帮助患者做被动肢体活动，增加全身肌肉力量，促进血液循环，改善肺通气。GBS发病后在恢复时应采用各种综合治疗手段，使患者最大程度地恢复生活能力和社会活动能力。

第五节　吉兰-巴雷综合征康复病案示范

一、病史摘要

【主诉】四肢乏力5个月，双足无力2个月。

【现病史】患者5个月前出现双下肢无力，至××县医院行中频电刺激（2022年3月2日）；右侧尺神经RNS在5Hz、10Hz时可见递减现象。后转至××市第一人民医院，行腰椎穿刺术（2022年3月30日），示蛋白2081mg/L，脑脊液常规示潘氏试验阳性，白细胞$0.003×10^6$/L，乳酸脱氢酶16U。肌电图（2022年3月30日）：右下肢神经源性损害，诊断为"急性炎性脱髓鞘性多发性神经病"，予以丙种球蛋白＋激素冲击治疗，后于2022年5月4日至××医院继续治疗后症状逐渐好转。2个月前逐渐出现双足无力，呈进行性发展，于2022年9月4日至××医院，查肌电图示上、下肢周围神经源性损害（运动、感觉神经纤维均受累，轴索、脱髓鞘损害并存），较2022年5月17日结果加重；上、下肢F波异常（提示根性损害并存）。治疗 10 日后转至康复科进行康复治疗，现遗留双足无力，不能独立步行，为求进一步康复治疗，由门诊收入院。

【既往史】 既往体健，无肝炎、结核或其他传染病等病史及密切接触史，无手术史、外伤史，无血制品输入史，无食物、药物过敏史，预防接种按计划进行。

【并存疾病】 无。

【专科体格检查】 神志清楚，精神可，言语正常，流畅度可，双侧额纹、鼻唇沟正常，伸舌居中，双侧软腭上抬对称，悬雍垂居中，咽反射存在，饮水试验 1 级；被动关节活动范围（PROM）正常。肌张力：四肢肌张力下降。徒手肌力评定（MMT）：双侧上肢肌群 4 级，髋后伸、内收肌 4 级，髋外展 4 级，屈膝 4 级，伸膝 4 级，左侧踝背伸、跖屈 1 级，右侧踝背伸、跖屈 0 级。双上肢远端麻木，双侧踝关节以下针刺觉减退。四肢腱反射消失，坐/立位平衡：3/1 级。Holden 步行能力分级：2 级。ADL 能力评分：75 分，ICF：38/60 分。

肌电图示上下肢周围神经源性损害（运动、感觉纤维均受累，轴索脱髓鞘损害并存），较之前加重；上、下肢 F 波异常（提示根性损害并存）。

【诊断】

1. 运动障碍
2. 急性炎性脱髓鞘性多发性神经病
3. 高脂血症

二、康复评定

被动关节活动范围（PROM）正常。肌张力：四肢肌张力下降。徒手肌力评定（MMT）：双侧上肢肌群 4 级，髋后伸、内收肌 4 级，髋外展 4 级，屈膝 4 级，伸膝 4 级，左侧踝背伸、跖屈 1 级，右侧踝背伸、跖屈 0 级。双上肢远端麻木，双侧踝关节以下针刺觉减退。四肢腱反射消失，坐/立位平衡：3/1 级。Holden 步行能力分级：2 级。ADL 能力评分：75 分，SAS 评分：59 分，SDS 评分：60 分；ICF：38/60 分。

三、康复诊断

1. 运动功能障碍　左侧踝背伸、跖屈 1 级，右侧踝背伸、跖屈 0 级。双侧踝关节以下针刺觉减退。四肢腱反射消失，坐/立位平衡：3/1 级。Holden 步行能力分级：2 级，膝过伸步态。

2. 感觉功能障碍　双上肢感觉异常（麻木）；双侧踝关节以下针刺觉减退。

3. 心理功能障碍　轻度焦虑、抑郁。

4. 活动受限　不能转移、步行、上下楼梯等。

5. 参与受限　驾驶、上班、逛街、体育活动等参与受限。

四、康复治疗

近期目标：提高双侧踝关节肌力；改善立位平衡；建立独立步行能力。

远期目标：ADL 能力评分达到 100 分；恢复上下班、驾驶汽车、逛街等社会活动。

（一）运动疗法

1. 核心肌群及双下肢肌力训练。

2. 本体促进技术（PNF）强化踝周肌群肌力。

3. 立位平衡训练。

4. 步态训练。

5. 全身有氧训练。

（二）物理因子疗法

1. 经颅磁刺激。

2. 双侧胫前肌、腓骨长短肌功能性电刺激。

（三）作业治疗

1. 立位下上肢滚筒训练。

2. 人机交互训练系统 投篮练习、抛接球训练。

（四）康复辅助器具

1. 双踝关节动踝支具（AFO）。

2. 弹力袜。

（五）心理治疗

心理疏导，保持患者心情舒畅。

（六）药物治疗

甲钴胺（0.5mg/次，每日3次）营养神经，甲泼尼龙（8mg/次，每日1次）治疗，加巴喷丁（300mg/次，每日3次）改善肢体麻木，兰索拉唑（30mg/次，每日1次）抑酸护胃，碳酸钙D_3（1片/次，每日2次）预防骨质疏松，双环醇（25mg/次，每日2次）保肝。

（七）患者教育

家属加强防护，防止坠床，预防摔倒。

（八）康复护理

做好健康宣教，指导患者保持情绪稳定和心情愉快，加强营养，增强体质和机体抵抗力，避免受凉、过劳，防止复发。

（九）中医康复治疗

针灸、中医辨证用药及推拿等治疗对GBS患者康复具有一定的治疗价值。

（龚　晨）

第九章

其他周围神经损伤康复

学习要求：

1. 掌握外伤性周围神经损伤的感觉、运动功能评定、康复治疗原则。
2. 熟悉外伤性周围神经损伤的结构评定。
3. 掌握糖尿病周围神经病变的定义、感觉、运动功能评定、康复治疗。
4. 熟悉糖尿病周围神经病变的结构评定。
5. 掌握缺血性周围神经病常见康复评定的方法。
6. 熟悉缺血性周围神经病常见的功能障碍、康复治疗方法。
7. 掌握周围性面瘫一般处理原则和治疗方案。
8. 熟悉面神经的解剖和功能。

学习思考：

1. 外伤性周围神经损伤的康复评定内容与方法有哪些？
2. 外伤性周围神经损伤康复治疗的方法有哪些？治疗关键问题是什么？
3. 糖尿病周围神经病变的康复评定内容与方法有哪些？
4. 糖尿病周围神经病变康复治疗的方法有哪些？治疗的关键问题是什么？
5. 预防糖尿病周围神经病变并发症应注意哪些问题？
6. 缺血性周围神经病康复评定的内容与方法有哪些？
7. 缺血性周围神经病康复治疗的方法有哪些？治疗关键问题是什么？
8. 特发性面神经麻痹康复评定的方法有哪些？
9. 特发性面神经麻痹康复治疗的内容有哪些？治疗关键问题是什么？

第一节　外伤性周围神经损伤康复

外伤性周围神经损伤（traumatic peripheral nerve injury）是指由于外伤而造成的周围神经丛、神经干或其分支的损伤，包括挤压伤、牵拉伤、挫伤、撕裂伤、切割伤、火器伤、医源性损伤等，其主要病理变化是损伤远端神经纤维发生沃勒变性（Wallerian degeneration）。患者表现为受损神经支配区域的肌力减退、肌张力降低、肌肉萎缩、感觉减退或消失、痛觉过敏、腱反射减弱或消失、皮肤发红或发绀、少汗或多汗等。常见的外伤性周围神经损伤有臂丛神经损伤、正中神经损伤、尺神经损伤、桡神经损伤、坐骨神经损伤、腓总神经损伤、胫神经损伤等。

周围神经损伤按赛登分类法（Seddon classification）可分为：①神经失用（neuropraxia），指神经轴突和神经膜均完整，传导功能暂时丧失；②神经轴突断伤（axonotmesis），指神经外膜、神经束膜、神经内膜和施万细胞完整，神经轴突部分或完全断裂，出现沃勒变性，运动和感觉功能部分或完全丧失；③神经断伤（neurotmesis），指神经的连续性中断，导致运动和感觉功能完全丧失。

按森德兰分类法（Sunderland classification）可将周围神经损伤分为五度：第一度损伤，指传导阻滞，神经纤维的连续性保持完整，无沃勒变性；第二度损伤，指轴突中断，但神经内膜管完整，损伤远端发生沃勒变性；第三度损伤，指神经纤维（包括轴突和鞘管）横断，而神经束膜完整；第四度损伤，神经束遭到严重破坏或断裂，但神经干通过神经外膜组织保持连续；第五度损伤，指整个神经干完全断裂，需手术修复才能恢复。

一、康复评定

通过详细的病史采集和体格检查，可初步判断神经受损的部位和程度。为了进一步确定神经受损的性质，作出预后判断，确定康复目标，制订康复计划，评价康复疗效，还必须进行一系列的康复评定。

（一）功能评定

1. 运动功能评定

（1）肌力评定：肌力评定的主要目的是判断肌力减弱的部位和程度，协助判断外伤性周围神经损伤的类型，为实施精准康复治疗提供依据，还可以评价肌力训练的效果。常用的肌力测定方法为徒手肌力评定（MMT）。

（2）肌张力评定：肌张力评定的目的是协助判断是否有外伤性周围神经损伤，以及评价康复治疗的效果。当发生周围神经损伤时，患者表现为肌张力降低，当患者的神经损伤恢复时，其肌张力也逐步恢复。常用的评定量表是改良 Ashworth 量表。0 级代表无肌张力增高，4 级代表受累部分被动屈伸时呈僵直状态，不能活动。

（3）关节活动范围评定：评定的主要目的是判断关节活动范围受限的程度。评定的内容包括主动活动范围（active range of motion，AROM）和被动活动范围（passive range of motion，PROM）。

（4）肢体周径测量：评定的主要目的是判断肌肉是否有萎缩，可协助周围神经损伤的诊断，以及评定康复疗效。可使用皮尺或容积仪测量受累肢体的周径，并与健侧肢体相对应的部位进行比较。

2. 感觉功能评定　感觉功能评定的目的是判断患者是否有感觉异常的表现，也可协助周围神经损伤的诊断，以及评定康复疗效。感觉功能评定可分为浅感觉检查、深感觉检查、复合感觉检查。

3. 自主神经功能评定　常用的方法有发汗试验和皮肤划痕试验。发汗试验可以协助判断交感神经功能障碍的范围，最常使用的方法是碘淀粉试验。皮肤划痕试验对判断局部皮肤交感神经和副交感神经的兴奋性有一定帮助。

4. 疼痛评定　对疼痛进行详细评定，可以帮助明确疼痛的原因，确定疼痛的部位、性质和程度，选择合适的治疗方案，评定治疗的效果，以及开展疼痛相关的临床研究工作。疼痛强度的评定方法有数字评分量表（numerical rating scale，NRS）、视觉模拟评分法（visual analogue scale，VAS）、面部表情测量图。疼痛性质及感受的评定有 ID 疼痛量表（ID Pain）、神经病理性疼痛量表（douleur neuropathique 4 questions，DN4）、简式麦吉尔疼痛问卷简表 -2（short form McGill pain questionnaire-2，SF-MPQ-2）、简明疼痛量表（brief pain inventory，BPI）。常使用压力测痛法评定痛阈和耐痛阈。

5.心理功能评定　有些疼痛患者会出现焦虑、抑郁症状，可使用焦虑自评量表（self-rating anxiety scale，SAS）、抑郁自评量表（self-rating depression scale，SDS）评定患者是否有焦虑和抑郁。

6.反射检查　反射检查时需患者充分合作，并进行双侧对比。常用反射有肱二头肌反射、肱三头肌反射、肱桡肌反射、膝反射、踝反射等。

7.神经干叩击试验　神经干叩击试验（Tinel征）对神经损伤的诊断和神经再生进程的判断有较大意义。周围神经损伤后，近侧断端可出现再生，再生的神经纤维开始呈枝芽状，无髓鞘，外界的叩击和加压可诱发其分布区疼痛、放射痛和过电感等过敏现象，即Tinel征阳性。

（二）结构评定

不同的神经损伤临床表现各不相同，正中神经损伤可见"猿手"畸形；桡神经损伤时可见"垂腕"畸形；尺神经损伤时可见"爪形手"畸形；腓总神经损伤时可见"垂足"，步行时可见"跨阈步态"。不同的神经损伤可选择不同的评定方法，超声检查可判断表浅神经的连续性和是否有神经卡压的情况。MRI可判断深部神经的连续性，常用于臂丛神经损伤和坐骨神经损伤。

外伤性周围神经损伤主要行运动神经传导检测和感觉神经传导检测，表现为动作电位波幅降低、潜伏期延长或测不出肯定性动作电位。节段性脱髓鞘病变可导致传导速度减慢，损伤数日后复查，若表现为传导减慢而波幅正常，则无神经失用；若远端刺激诱发的波幅大于近端时，则提示部分性神经失用；若近、远端波幅均下降，则为轴突断伤。当发生轴突变性时，可导致波幅降低，严重者伴潜伏期延长或传导速度减慢。神经失用及神经断伤后4～7日内远端刺激均正常，严重的神经失用表现为局部传导阻滞，远端神经传导正常，数周甚至数月可恢复正常。神经断伤7日后发生沃勒变性可导致损伤部位以下刺激时无法测出肯定性动作电位。感觉神经传导检查常用于鉴别节前及节后病变，节前损害时，感觉神经动作电位仍存在；节后损害时，感觉神经动作电位通常为异常。上肢神经丛病变时，应着重考虑各个手指的感觉神经动作电位波幅的相对大小。

（三）活动评定

1.基础性日常生活活动能力评定　BADL能力评定可以协助判定患者能否独立及独立的程度、预后，制订和修订治疗计划，评定治疗效果等。最常用的量表是改良Barthel指数（modified Barthel index，MBI），可较好地反映患者需要帮助的程度。

2.工具性日常生活活动能力评定　外伤性周围神经损伤的患者出院后在社区中独立生活时，需要较高级的日常生活技能，如家务杂事、炊事、采购、骑车、处理个人事务等。住院期间针对患者的这些功能进行评定，可发现患者不足的技能，制订针对性的治疗计划，使其出院后能尽快回归社区生活。最常用的量表是功能活动问卷（functional activity questionnaire，FAQ），其效度较高，项目较全面，可反映社区老年人的独立性。

（四）参与评定

外伤性周围神经损伤时，会对患者的上、下肢造成不同程度的功能障碍。当上肢损伤时，会影响患者的书写、敲键盘、绘画、握手、打篮球等活动。当下肢损伤时，会影响患者的开车、骑自行车、跑步、踢足球等活动。

二、康复治疗

康复治疗的目的是控制炎症、水肿等并发症，促进受损神经再生，恢复运动、感觉等功能，防止肢体挛缩、畸形，最终改善患者的日常生活和工作能力，提高生活质量。康复治疗应早期介入，介入越早效果越好。

（一）运动疗法

由于肿胀、疼痛、肌力下降等因素，外伤性周围神经损伤后会导致受累关节及邻近关节活动障碍，甚至出现关节挛缩和畸形。因此，在早期（发病后 5～10 日）就应该对受累关节实施全范围的被动运动，以维持受累关节的正常活动范围。若神经损伤程度较轻，则还可以进行主动运动，以预防肌肉萎缩。

在感觉训练早期，可先进行触觉训练，选用软物（如牙刷）摩擦感觉受损的皮肤，然后再进行运动觉、位置觉、振动觉等的训练。训练后期主要针对复合感觉的恢复。训练的原则是由大物体到小物体，由简单物体到复杂物体，由粗糙质地到纤细质地，由单一类物体到多类物体。

（二）物理因子疗法

早期应用超短波疗法、微波疗法、低功率氦氖（He-Ne）激光疗法等治疗，可控制局部炎症和水肿，促进周围神经再生。晚期可使用磁疗、超声疗法等治疗，以改善局部血液循环，促进神经恢复。

（三）作业治疗

作业治疗着重解决周围神经损伤后患者在日常生活中的困难和障碍，以及适应生活环境的整体问题。常用的干预手段包括环境改良、有意识地使用、教与学过程、有目的性的活动、活动小组、活动分析和组合等。上肢周围神经损伤患者可进行木工、编织、泥塑、打字、修配仪器、套圈、拧螺丝等操作，下肢周围神经损伤患者可进行蹬自行车、缝纫机等练习。近年来有许多新技术也应用在作业治疗中，包括虚拟现实（virtual reality，VR）技术、上肢机器人技术等。

ADL 训练应该贯穿患者的所有训练，训练内容应包括吃饭、穿衣、上下楼梯、大小便控制、如厕、洗澡、修饰（洗脸、梳头、刷牙、刮脸）、床椅转移、步行等。临床应该根据患者具体受限的项目，进行针对性的 ADL 训练。

（四）康复辅助器具

可应用矫形器、石膏托，将受累肢体各关节保持在功能位，防止关节挛缩，预防或矫正畸形。也可使用助行器辅助无力的肢体，代偿肌肉功能或替代肢体功能。如垂腕时将腕关节固定于背伸 20°～30° 的功能位，足下垂时将踝关节固定于踝关节 0° 位。

（五）心理治疗

当患者遭受外伤性周围神经损伤时，有些人会产生不适、焦虑、抑郁、痛苦等感觉，这些心理上的变化就会影响康复的过程和结果。因此，针对患者的心理反应或精神症状进行针对性心理咨询，可加快患者康复，达到心身健康。

（六）药物治疗

可选用维生素 B_1、维生素 B_6、维生素 B_{12}、神经生长因子等药物，促进损伤神经的再生。控制疼痛的药物包括非甾体抗炎药（包括经皮用药）、三环类抗抑郁药物、阿片类药物、局部辣椒素及抗癫痫药或解痉药等。

三、患者教育

（一）危险因素教育

早期应教育患者佩戴好支具，防止再次损伤。后期出现关节粘连时，教育患者保持主动活动，避免关节进一步粘连，影响关节活动。

（二）营养干预教育

周围神经损伤时，患者肌肉会出现萎缩，需加强优质蛋白摄入，保证合成蛋白的原料充足。同时及时补充碳水化合物，防止因碳水化合物摄入不足，引起蛋白质分解。

（三）日常生活注意事项

上肢周围神经损伤早期注意保护损伤上肢，避免参与会出现二次损伤的活动。下肢周围神经损伤时注意预防跌倒。

四、病案示范

（一）病史摘要

【主诉】 砍伤致左手环指、小指无力 2 个月。

【现病史】 患者，男性，29 岁，2 个月前被人用菜刀砍伤左肘关节处，致左肘部出血、疼痛、活动受限，伴左前臂、左手尺侧麻木。20 分钟后送至当地市人民医院，行 X 线检查提示"左尺骨近端骨折"，次日在全身麻醉下行"左肘关节开放性骨折清创探查内固定术"，术后予以抗炎、镇痛、营养神经、康复训练等治疗，并予石膏固定 1 个月，后更换为支具固定至今。自受伤开始持续表现为左肘、左手运动、感觉功能严重受限，2 个月来症状无好转，为求进一步康复治疗来院就诊。

【既往史】 既往体健。

【并存疾病】 无。

【专科体格检查】 步入病房，神志清楚，精神可，体格检查合作。左肘关节及腕关节支具固定良好。左肘关节后外侧可见长约 10cm 斜形手术瘢痕，后侧可见长约 5cm 纵形手术瘢痕，无红肿及压痛。左手存在"爪形手"畸形。浅感觉：左手背尺侧、左手掌尺侧、左小指及环指尺侧轻触觉及针刺觉消失。深感觉：四肢位置觉、振动觉对称存在。左上臂及前臂肌容积减少，四肢肌张力未见异常。左前臂尺侧腕屈肌萎缩，左手小鱼际肌、骨间肌、第 3 蚓状肌、第 4 蚓状肌及拇收肌萎缩。左肘关节主动屈曲 90°、伸展 30°、被动屈曲 95°、伸展 25°，左前臂旋后主动 45°、被动 50°，左腕关节主动屈曲 50°、背伸 70°，被动屈曲 80°、背伸 70°，左手指内收、外展受限，左小指、环指指间关节伸直受限，其余四肢各关节主动和被动活动范围正常。肱二头肌反射左、右 = (++、++)，肱三头肌反射左、右 = (++、++)，桡骨膜反射左、右 = (−、++)，余反射正常。左手夹纸试验 (+)。病理反射：Babinski 征 (−)，Hoffmann 征 (−)。

【诊断】

1. 左尺神经损伤

2. 左尺骨近端骨折术后

3. 左肘关节粘连

（二）康复评定

1. 功能评定

（1）运动功能评定

1）肢体周径测量：上臂伸展位左 / 右 =29cm/31.5cm，前臂左 / 右 =27.5cm/29cm。

2）MMT：左前臂尺侧腕屈肌4级，左手小鱼际肌、骨间肌、第3蚓状肌、第4蚓状肌、拇收肌均2级，余肢体肌力正常。

3）改良Ashworth肌张力评定：四肢肌张力均为0级，肌张力正常。

4）关节活动范围评定：左肘关节主动屈曲90°、背伸-30°，被动屈曲95°、背伸-25°，左前臂旋后主动45°、被动50°，左腕关节主动屈曲50°、背伸70°，被动屈曲80°、背伸70°，左手指内收、外展受限，左小指、环指指间关节伸直受限。

（2）感觉功能评定

1）浅感觉：左手背尺侧、左手掌尺侧、左小指及环指尺侧轻触觉及针刺觉消失。

2）深感觉：四肢位置觉、振动觉对称存在。

（3）疼痛评定：NRS评分为左手尺侧持续麻痛3分。ID疼痛量表评分1分。SF-MPQ-2为6分。

（4）自主神经功能评定：左手尺侧皮肤发汗试验和皮肤划痕试验均阴性。

2.结构评定　神经电生理检查提示：左侧尺神经腕点波幅偏低，肘点未引出肯定性动作电位；左侧尺神经未引出肯定性感觉电位。

3.活动评定　改良Barthel评分为95分，生活基本自理。

4.参与评定　患者左手灵活性差，影响工作、社会交往和休闲娱乐。

（三）康复诊断

1.运动功能障碍　患者左肘、左环指、小指活动受限，故可诊断为左肘、手运动功能障碍。

2.感觉功能障碍　患者左手背、手掌、手指尺侧感觉消失，故可诊断为左手尺侧感觉功能障碍。

3.心理功能障碍　对该患者进行了焦虑自评量表（SAS）和抑郁自评量表（SDS）的评定，未发现异常。

4.活动受限　该患者左手抓握无力，影响穿衣、洗澡等日常生活，故可诊断为活动受限。

5.参与受限　该患者的工作需要双手密切配合，目前左手精细动作不能完成，会影响正常工作，也会影响社会交往和休闲娱乐，故可诊断为参与受限。

（四）康复治疗

该患者病程2个月，康复治疗的原则以促进神经再生，恢复运动、感觉功能，预防肌肉萎缩为主。近期目标：左前臂尺侧、左手环指、小指感觉功能较前恢复，左手精细动作功能提高，左肘关节活动范围改善。远期目标：日常生活完全自理，回归家庭和社会。

1.运动疗法　患者左肘、左腕、左手环指、小指活动受限，予以关节被动活动训练或关节松动术，改善关节活动范围。患者左前臂、左手肌肉萎缩、肌力下降，予以助力训练或抗阻训练，增强左前臂、左手肌力。

2.物理因子疗法　患者损伤已过急性期，予以左肘部磁疗法、超声疗法、石蜡疗法等治疗，改善局部血液循环，促进神经恢复。患者存在尺神经损伤，予以左侧锁骨上窝（Erb点）处高频功能性磁刺激（functional magnetic stimulation，FMS），促进神经功能恢复。

3.作业治疗　患者左手精细活动差，予以捡豆子、拧螺丝等精细作业功能训练，提高左手功能。

4.康复辅助器具　患者左手存在"爪形手"畸形，予以手部功能位支具固定，防止左手畸形加重。

5.药物治疗　使用甲钴胺、维生素 B₁、维生素 B₆等药物，促进神经功能恢复。

6.患者教育　患者左手受伤后使用明显减少，应教育患者多使用受伤的手，促进左手功能恢复。

7.康复护理。

8.中医康复治疗。

（袁　华　田　飞）

第二节　糖尿病周围神经病变康复

糖尿病周围神经病变（diabetic peripheral neuropathy，DPN）是糖尿病患者常见的慢性并发症，其发病率约为 30%。根据累及的神经不同，DPN 可分为两大类，即弥漫性神经病变和局灶性神经病变。弥漫性神经病变包括远端对称性多发性神经病变（distal symmetric polyneuropathy，DSPN）和自主神经病变，其中 DSPN 最为常见，约占 DPN 的 75%，一般认为 DSPN 即 DPN。DSPN 是一种对称的、起始于肢体远端的多发感觉运动神经病变，通常始于双足，逐渐发展到足和下肢，形成"袜套样分布"，逐渐可累及上肢。运动障碍往往出现在感觉丧失之后，最先累及足和下肢的肌肉，晚期病例手和上肢也可受累。

一、康复评定

康复评估的目的主要是对患者目前病情的严重程度及治疗效果有明确的评判。主要包括对感觉、运动、自主神经功能、日常生活活动能力的评估及肌电图检查。

（一）功能评定

1.运动功能　可采用徒手肌力评定对肌力进行评估，也可使用一些定量的肌力测试仪器进行评估。对于患者运动耐力的评估，常用的有 6 分钟步行试验等。对患者平衡协调性的评估可采用 Berg 平衡量表等评分。

2.感觉功能　认真细致的床边体格检查可以在几分钟内大致判断患者有无 DSPN。其中振动觉、压力觉的检查主要反映大纤维神经病变，针刺觉、温度觉主要反映小纤维神经病变。

（1）振动觉：嘱患者闭眼，将 128Hz 的音叉置于双足近端指骨的骨隆突处，让患者回答是否有振动的感觉及振动持续的时间（与正常部位对比）。持续时间较短为减退，无振动感觉为消失。任意一侧振动觉消失即为阳性。

（2）压力觉：压力觉的测定主要是使用 10g 尼龙单丝进行检查，可分为筛查和"高危足"评估。筛查 DSPN 时是将 10g 尼龙单丝放置于跚趾背侧，用力使其弯曲并保持 1～2 秒，询问患者双足是否感知到压力。双侧各重复 4 次，记录患者未感知到压力的总次数，每次 1 分，若总分≥5 分，即为异常。评估"高危足"时是将尼龙单丝置于跚趾足底和第 1、3、5 趾骨上，施加力使其弯曲并保持 1～2 秒，有任一位置无法感知压力，则为"高危足"，表示患者患足部溃疡风险较高。

（3）针刺觉：用大头针均匀轻刺患者皮肤，由远端向近端。若患者感觉不到针刺则为针刺觉消失，感觉较正常部位减退或轻刺即引起剧烈疼痛则为针刺觉减退或过敏。任一部位针刺觉异常即为阳性。

（4）温度觉：嘱患者闭眼，将检查仪两端（凉的金属端和热的聚酯端）分别紧挨皮肤（避开皮肤破损或瘢痕形成等部位）1～2秒，若患者无法辨别两端温度差异即为异常。任一部位温度感觉异常即为阳性。

3. 踝反射　主要反映大纤维神经病变。患者取仰卧位，髋关节和膝关节略屈曲，下肢呈外旋外展位。检查者用左手托住患者足底，使足背伸，右手持叩诊锤叩击跟腱部位。正常反应为腓肠肌收缩，足向跖面屈曲。轻触碰即有跖屈出现，或跖屈出现幅度很大，为踝反射亢进；足无法跖屈者，为踝反射消失；跖屈不明显为减弱。对于DSPN患者，当双侧同时出现减弱或消失时即为阳性。

4. 疼痛　常用的疼痛评估量表有数字评分量表（NRS）、视觉模拟评分法（VAS）、简式麦吉尔疼痛问卷简表-2（SF-MPQ-2）、神经病理性疼痛量表（DN4）等。

5. 相关量表　这种方法更为客观、可定量、可重复、更易标准化，对评估者的标准化培训要求较高。可用于DSPN的筛查、诊断、严重程度分级。缺点在于比较耗时。这类量表很多，包括密歇根神经病变筛查调查问卷（Michigan neuropathy screening instrument questionnaire，MNSIQ）、多伦多临床神经病变评分（Toronto clinical neuropathy score，TCNS）、改良多伦多临床神经病变评分（modified Toronto clinical neuropathy score，MTCNS）、神经残疾评分（neuropathy disability score，NDS）等。

6. 自主神经功能的评定　DSPN的心血管自主神经病变目前尚无统一的诊断标准，目前较为常用的有心率变异性、Valsalva试验、体位性血压变化测定、动态血压监测、握拳试验（用力握拳3分钟后测量血压）、频谱分析等。

可疑累及消化系统自主神经时，常用的检查项目有胃肌电图、食管测压、胃排空的闪烁图扫描等。可疑累及泌尿生殖系统自主神经时，可行超声检查，测量膀胱容量、残余尿量，也可行尿流动力学、肌电图检查。性功能减退可选用夜间勃起监测、运动诱发电位刺激球海绵体肌反射潜伏时间测定及感觉神经检查。当出现出汗异常时，可行皮肤交感反应检查。

（二）结构评定

1. 糖尿病足的评定　糖尿病足是最影响患者日常生活的因素之一。常用的糖尿病足分级方法有Wagner分级和Kobe分级。Wagner分级是根据病损累及的深度和感染状况分为5级。0级为有发生溃疡的危险因素；1级为表面溃疡，无明显感染；2级为较深的溃疡，可合并有软组织炎，无脓肿形成或骨组织感染；3级为深度溃疡病感染，伴有骨组织感染或脓肿形成；4级为局限性坏疽；5级为全足坏疽。Kobe分级是根据病因分为4级。Ⅰ级为外周神经病变，Ⅱ级为出现外周血管病变，Ⅲ级为出现感染，Ⅳ级为同时出现外周神经病变、外周血管病变及感染。

2. 电生理检查

（1）感觉神经检查：感觉神经异常早发于运动神经。早期患者感觉神经传导检测可正常或轻微改变，病程后期大纤维受累可出现明显的神经传导速度减慢和动作电位波幅降低。患者神经全段均可出现弥漫性传导异常，远端重于近端，下肢重于上肢，腓神经、胫神经传导减慢程度相对于正中神经和尺神经要严重得多。

（2）针极肌电图：疾病可累及任何神经，包括膈神经，传导最快的有髓神经纤维最先受累。有明显轴突变性的患者，针极肌电图检查可见异常自发电位，主要表现为静息状态下可见纤颤电位和正锐波。

（3）躯体感觉诱发电位：既提示周围神经传导的异常，同时也提示了中枢神经传导的异常。皮肤交感反应可见潜伏期延长、波幅降低或未引出肯定性波形。

（三）活动评定

日常生活活动能力的评估主要采用改良 Barthel 指数或功能独立性评定量表（functional independence measure，FIM）进行评定。

（四）参与评定

DSPN 患者的肢体远端感觉功能障碍逐渐向上发展，表现为麻木、刺痛、感觉过敏、袜套样的感觉异常等，这样的感觉异常是一种神经病理性疼痛，会对患者的情绪、睡眠、日常活动造成影响。对累及情绪或伴有睡眠障碍的患者可采用汉密尔顿抑郁量表（Hamilton depression scale，HAMD）、汉密尔顿焦虑量表（Hamilton anxiety scale，HAMA）等进行评估。

当下肢远端感觉异常时，患者行走时的足部向上感觉传入减少，进而影响大脑对足部的控制能力，导致患者步行速度、耐力及安全性下降，并且更容易在足部出现溃疡，形成糖尿病足。对该类患者可采用 Berg 平衡量表、6 分钟步行试验等进行步行及平衡功能的评定。

患者上肢远端感觉异常时，手部精细活动会受到影响。当累及运动功能时，表现为无力、局部肌肉萎缩，影响患者的运动耐力和运动强度，使日常生活活动能力受限。对该类患者可采用积木盒障碍物测试（box and block test，BBT）等量表对上肢及手的灵活性进行评估。

二、康复治疗

DSPN 的康复治疗包括控制原发病，促进周围神经再生修复，改善微循环，抗氧化应激，缓解疼痛麻木，增强肌力，预防足部溃疡等并发症发生及并发症的治疗。

（一）运动疗法

对于已经出现运动功能障碍的患者，运动训练是增强肌力、提高日常活动能力的重要手段。运动训练应循序渐进，根据患者的身体状况进行个性化定制。并嘱患者在运动训练时注意运动装备、场地的选择，避免造成损伤。

（二）物理因子疗法

1. 神经肌肉电刺激疗法　采用低频脉冲电刺激作用于神经肌肉，使肌肉有节律地收缩与舒张，改善神经兴奋性，以期达到促进神经再生的目的。研究表明，神经肌肉电刺激能提高肌肉蛋白质的合成，降低血糖和体脂率，减轻胰岛素抵抗。

2. 脉冲电磁场疗法　具有滋养神经血管，促使神经肌肉兴奋性提高等作用。研究表明，脉冲电磁场刺激可以增加表皮神经纤维密度，并且对疼痛有一定的缓解作用。

3. 高频电疗法　可促进神经营养血管舒张，增加氧及各种营养物质的供给，并且可以及时带走产生的代谢废物。

4. 热疗法　可应用热敷、石蜡疗法等，促进外周血液循环。

5. 高压氧治疗　可使组织的血氧含量增加，改善微循环，抑制无氧酵解及其产生的酸性代谢产物，增强外周神经血管的供氧，促进 DSPN 的恢复。

6. 红外线疗法　其治疗作用的基础是温热效应。可促进毛细血管扩张，血流量增加，新陈代谢加快，可改善组织营养，增强局部细胞的活力及再生能力，此外，还有镇痛、促进神经功能恢复的作用。

7.经皮神经电刺激疗法　将特定的低频脉冲电流通过置于皮肤的电极片输入人体，从而达到镇痛目的。常用频率波动在1～160Hz，波宽波动在2～500微秒。

8.低强度激光疗法　可促进组织愈合，促进局部胶原蛋白生成，还可减轻炎症，缓解组织肿胀，增强血供，缓解致痛化学介质，从而达到镇痛效果。

（三）心理治疗

适度引导患者，控制好血糖，尽可能延缓DSPN的进展。对于出现了焦虑、抑郁等情感障碍的患者，可给予针对性的心理咨询，必要时可采用相关药物治疗。

（四）药物治疗

1.镇痛　对于神经病理性疼痛，目前尚没有足够的证据支持控制好血糖可以减轻疼痛，所以，药物治疗是缓解此类疼痛的主要方法。普瑞巴林、度洛西汀是一线治疗药物。用药方案应个性化定制并且逐步增加用药，关注症状的改善程度、患者的依从性和药物副作用，以达到减轻疼痛和提高生活质量的目的。

普瑞巴林是被研究较多的治疗DSPN的药物。研究表明，普瑞巴林至少可减轻30%～50%的疼痛，但是对难治性DSPN患者来说，普瑞巴林的效果不明显。并且对于老年患者，普瑞巴林的副作用较为明显，需使用较低的起始剂量，逐渐增加。

度洛西汀是一种选择性的5-羟色胺与去甲肾上腺素再摄取抑制剂。研究表明，60mg/d和120mg/d的度洛西汀均对DSPN的疼痛有缓解作用，并且还可以提高患者的生活质量。同样，在老年人群中副作用较多，应以小剂量起始。

2.其他　常用的药物还有营养神经、改善微循环及抗氧化应激等药物。甲钴胺能促进髓鞘形成和轴突的再生，改善DSPN患者的临床表现及神经传导功能。常用的改善微循环药物有前列腺素及前列腺类似物、胰激肽原酶、巴曲酶等药物，具有扩张微血管，降低血液黏滞度，抑制血小板聚集，改善微循环等作用。抗氧化应激药物常用的为α-硫辛酸，可通过抑制脂质过氧化，增加神经组织的血供，改善感觉及神经传导功能。

三、患者教育

目前，控制血糖是DSPN治疗最基本、最有效的方法。良好的血糖控制能够预防和推迟1型糖尿病患者DSPN的发生，减缓2型糖尿病患者神经损伤的发展，但无法逆转已发生的神经病损。应按照糖尿病治疗的"五驾马车"，做好饮食控制、运动训练及药物治疗，糖化血红蛋白应控制在<7%。

所有的2型糖尿病患者在初诊时就应筛查DSPN，以后至少每年筛查一次，1型糖尿病患者患病5年后需要筛查DSPN，以后至少每年筛查一次，做到早发现、早治疗。

糖尿病足患者足部溃疡的重点在于预防，应选择浅色袜子、较软的鞋子，保持足部清洁、润滑，严防烫伤。

四、病案示范

（一）病史摘要

【主诉】　双下肢疼痛，加重1周。

【现病史】　患者，男性，65岁，2个月前无明显诱因出现双足疼痛、麻木，为针刺样持续性疼痛，尚不影响夜间休息。伴有行走时易跌倒，跌倒2次，自行站起后可继续行走，无头痛、头晕，无恶心、呕吐，无发酸、嗳气，排汗正常。近1周自觉双下肢疼痛较前加重，影响夜间休息，遂来医院就诊。发病以来，神志清，精神可，饮食可，睡眠一般，大小便正常。

【既往史】 既往2型糖尿病病史10年，现口服二甲双胍，500mg/次，每日3次；睡前皮下注射德谷胰岛素，12U/次，每日1次，平日未规律监测血糖，血糖控制情况不详。

【并存疾病】 发现高血压12年，血压最高180/110mmHg，现口服硝苯地平控释片，60mg/次，每日1次。发现高脂血症10年，现口服阿托伐他汀钙片，20mg/次，每日1次。

【专科体格检查】 神志清，精神一般，步入病房。双侧胫前可见褐色色素沉着。双膝以下针刺觉、温度觉减退，双膝、双踝振动觉减退。左足第1趾骨、右足第5跖骨压力觉消失。双侧膝跳反射（++），双侧踝反射（+）。双下肢肌力5级，双侧病理征阴性。

【诊断】

1. 糖尿病周围神经病变
2. 2型糖尿病
3. 高血压（3级，很高危）
4. 高脂血症

（二）康复评定

1. 功能评定

（1）运动功能：双侧股四头肌、胫前肌、踇趾背伸、跖屈肌力均5级。6分钟步行试验：570m。Berg平衡量表评分：48分。

（2）感觉功能：双膝以下针刺觉、温度觉减退，双膝、双踝振动觉减退。左足第1趾骨、右足第五跖骨10g尼龙单丝检查压力觉消失。双侧踝反射（+）。MNSIQ评分5分，TCNS评分10分。

（3）疼痛：NRS评分5分，SF-MPQ-2评分36分，DN4评分7分。

（4）自主神经功能的评估：动态心电图提示心率变异性在正常范围。动态血压监测：白天血压波动在115～140/80～90mmHg，夜间血压波动在100～120/75～85mmHg。卧位血压135/86mmHg，立位血压128/80mmHg。患者暂无消化系统及泌尿生殖系统表现，可暂不行相关检查与评估。

2. 结构评定

（1）糖尿病足的评估：Wagner分级1级，Kobe分级Ⅱ级。

（2）肌电图检查提示双侧胫神经及腓总神经传导速度略减慢。

3. 活动评定 改良Barthel指数评分100分，FIM评分126分。

4. 参与评定 患者双下肢疼痛，影响夜间休息。患者行走时易跌倒，安全性下降。

（三）康复诊断

1. 双下肢感觉障碍 双下肢针刺觉、温度觉、振动觉、压力觉、踝反射异常。

2. 协调障碍 行走时易跌倒，Berg平衡量表评分低。

（四）康复治疗

积极控制血糖在正常范围内，循序渐进地增加有氧运动训练及平衡协调训练，给予物理因子疗法和药物治疗促进病变神经的修复，缓解症状，预防并发症的发生。

1. 运动疗法　有氧运动训练可根据患者既往的运动习惯与爱好，定制适合的运动训练方案。另外，需对患者增加平衡协调训练，改善患者的本体感觉。

2. 物理因子疗法　可给予经皮神经电刺激疗法、石蜡疗法、低轻度激光疗法等治疗，改善双下肢远端血液循环，促进神经功能恢复，缓解疼痛。

3. 药物治疗　监测患者空腹、餐前、餐后 2 小时、睡前血糖，根据血糖结果调整降血糖药，并再次给予糖尿病饮食宣教。可给予口服普瑞巴林 75mg，每日 2 次，缓解患者的疼痛症状。

4. 康复护理。

5. 中医康复治疗。

（袁　华　郗　宵）

第三节　缺血性周围神经病康复

缺血性周围神经病（ischemic neuropathy）是多发周围神经病中的常见类型，其病因以动脉硬化、血管炎等最为常见，包括血管炎性周围神经病、淀粉样变性周围神经病等。周围神经损伤病理多表现为沃勒变性、轴突变性、节段性脱髓鞘和神经元变性等，缺血性周围神经病是近年来非常重视的疾病之一，早发现、及时治疗，对减少致残率、恢复劳动能力至关重要。

糖尿病周围神经病变是一组继发于慢性高血糖的弥漫性或局灶性周围神经系统损害。糖尿病神经病变的患病率取决于疾病的持续时间，根据数项大型研究结果显示，约 50% 的糖尿病患者最终会发生神经病变。其主要的病理改变是神经内膜上的细小动脉微循环障碍引起的细小血管病变。临床表现为烧灼感、蚁走感、刺痛、电击感、麻木、无力等，一般从远端（脚趾、手指处）开始出现手套 - 袜套样感觉障碍，逐渐向近端扩散。在糖尿病神经病变的早期，主要出现小纤维神经病变，表现为远端灼烧、针刺、冻痛等症状，通常在休息时更严重；而大纤维损伤多在病程后期发生，出现肌肉无力、萎缩等。糖尿病周围神经病变可导致大量的并发症，包括反复下肢感染、溃疡，甚至截肢等。

血管炎性周围神经病是指周围神经的滋养血管发生炎症性闭塞，造成神经的梗死或缺血性病变。血管炎性神经病变可见于原发性系统性血管炎，也可见于多种基础疾病如风湿性疾病或感染相关的继发性系统性血管炎。最常引起神经病变的是中小动脉血管炎，例如，通常与抗中性粒细胞胞质自身抗体相关的一组血管炎性疾病、结节性多动脉炎和混合性冷球蛋白血症。少数血管炎性神经病患者仅有周围神经系统受累，被称为非系统性血管炎性神经病或孤立性周围神经系统血管炎。其病程不一，可以是惰性、缓慢进展的神经病，也可以引起快速进展性失能。轻度患者病程不致残，呈惰性或缓慢进展性，持续数周至数月，可以感觉症状为主，或局限于远端的感觉运动性神经病；而中至重度患者在出现初始症状的数周内，因无力和感觉缺失而失能，病变可能累及多个神经分布区且迅速累积。

淀粉样变性周围神经病是指不同来源的淀粉样物质在周围神经沉积，引起的一组严重的进行性感觉、运动周围神经病，伴自主神经功能障碍。不论是原发性还是家族性淀粉样变性周围神经病，均可在周围神经系统，特别是神经丛、神经干近端、血管周围等部位，广泛存在淀粉样物质沉着，影响神经纤维的血液供应，产生缺血性周围神经病，或物质沉积造成压迫性周围神经病或直接引起周围神经病。本病多发生于 20～40 岁，通常以下肢感觉异常和自主神经症状，如腹泻、便秘、勃起功能障碍等开始，病情缓慢进展。早期痛觉及温度觉损害较重，而触觉及深感觉正常，即分离性感觉障碍，提示本病以细径有髓纤维和无髓纤维改变为主。本病的诊断主要依靠组织活检（如腓肠神经、肌肉、皮肤等）发现淀粉样物质的沉积。DNA 分析发现甲状腺素转运蛋白基因突变，有助于该病的诊断、分型；血清或尿的免疫固定电泳检出 M 蛋白可帮助诊断。

一、康复评定

（一）功能评定

1.运动功能　周围神经疾病通常可以表现为运动功能障碍，如弛缓性瘫痪、肌张力降低、肌肉萎缩及对应肢体的活动受限等。可评估肌力、肌张力、关节活动范围、腱反射、有无肌肉萎缩及患肢周径变化等。

（1）肌力测定：肌力是指肌肉收缩的力量。肌力测定是指受试者主动运动时，测定其肌肉或肌群的力量，评定肌肉的功能状态。常用的肌力测定方法有徒手肌力评定（MMT）和器械肌力检查（包括握力计、捏力计、张力计、拉力计及等速肌力测试仪等）。

1）徒手肌力评定：MMT 主要分为 6 级（0～5 级），3 级以下不能抗重力，3 级可抗重力，3 级以上可抗阻力。MMT 分级标准：M0 级，无肌肉收缩；M1 级，有轻微收缩，但不能引起关节活动；M2 级，在减重状态下能做关节全范围运动；M3 级，能抗重力做关节全范围运动，但不能抗阻力；M4 级，能抗重力、抗一定阻力运动；M5 级，能抗重力、抗充分阻力运动。

2）器械肌力检查：在肌力较强（超过 3 级）时，为了进一步较准确地进行定量评定，可用专门的器械进行测试。根据肌肉不同的收缩方式可分为等长肌力检查、等张肌力检查及等速肌力检查。

（2）关节活动范围测定：关节运动时可达到的最大运动弧度，常以度数表示，亦称关节活动范围，包括主动和被动活动范围检查。主动关节活动范围是指人体自身的主动随意运动而产生的运动弧，被动关节活动范围是指由外力帮助使关节运动时产生的运动弧。使用量角器、带刻度的尺子、电子量角器等测量工具。

（3）腱反射检查：双侧对比检查，常用反射有肱二头肌反射、肱三头肌反射、桡骨膜反射、膝反射、踝反射等。周围神经损伤后，反射减弱或消失。

1）肱二头肌反射：患者前臂略旋前，肘部屈曲 90°，检查者将左手拇指放在患者肱二头肌肌腱上，用叩诊锤叩击该拇指，表现为肱二头肌收缩引起屈肘。

2）肱三头肌反射：患者外展前臂，肘部半屈，检查者托住其前臂，用叩诊锤叩击鹰嘴上方的肱三头肌肌腱，表现为肱三头肌收缩引起前臂伸展。

3）桡骨膜反射：患者一侧肘关节置于半屈位，前臂轻度旋前。检查者用叩诊锤叩击该侧桡骨茎突上 20m 处肱桡肌肌腱，表现为肱桡肌收缩引起肘部屈曲、前臂旋前。

4）膝反射：患者取仰卧位，检查者用左手或前臂托住患者膝部，髋关节与膝关节呈钝角屈曲，足跟不要离开床面。患者取坐位时，在膝半屈和小腿自由下垂体位进行检查。检查者用右手持叩诊锤叩击膝腱（髌骨下股四头肌肌腱），表现为股四头肌收缩引起小腿伸展。

5）踝反射：患者取仰卧位，髋关节、膝关节均微屈曲，下肢呈外旋外展位。检查者左手托住其足掌，轻向外上方用力，使足背屈呈直角，右手持叩诊锤叩击跟腱，表现为小腿三头肌收缩引起足跖屈。

（4）周径的测量：周围神经损伤后，可出现肌肉萎缩，需要测量患肢周径并与健侧周径相比较。包括上臂周径、前臂周径、股周径、小腿周径。

1）上臂周径：测量肢体位置是上肢在体侧自然下垂，肘关节伸展；测量点在上臂中部、肱二头肌最膨隆部，卷尺与上臂纵轴垂直。

2）前臂周径：①前臂最大周径，测量肢体位置是前臂在体侧自然下垂；测量点在前臂近侧端最大膨隆部位，卷尺与前臂纵轴垂直。②前臂最小周径，测量肢体位置是前臂在体侧自然下垂；测量点在前臂远端最细部位，卷尺与前臂纵轴垂直。

3）股周径：测量肢体位置是下肢稍外展，膝关节伸展；通常测量 3 个位置的周径，测量点分别在臀横纹下方、股中央部、髌骨上缘 10cm 处。

4）小腿周径：①小腿最大周径，测量肢体位置是下肢稍外展，膝关节伸展；测量点在小腿最粗部位。②小腿最小周径，测量肢体位置是下肢稍外展，膝关节伸展；测量点在内外踝上方最细的部位。

2. 感觉功能

（1）浅感觉：浅感觉包括痛觉、温度觉和触压觉，是皮肤和黏膜的感觉。参见第二章第二节。

（2）深感觉：深感觉包括位置觉、运动觉、振动觉，是肌肉、肌腱、关节和韧带等深部结构的本体感觉。参见第二章第二节。

（3）复合感觉：复合感觉包括皮肤定位觉、两点分辨觉、实体觉、体表图形觉、重量觉及材质识别觉，是大脑对各种感觉综合、分析、判断的结果，故也称皮质感觉。

1）皮肤定位觉：参见第二章第二节。

2）两点分辨觉：参见第二章第二节。

3）实体觉：用手触摸物体后确定该物体名称的能力称为实体觉。检查时嘱患者闭目，将一个熟悉的物件（如笔、钥匙、火柴盒、硬币等）放于患者手中，嘱其触摸后，说出该物的属性与名称。先测患侧，再测健侧。

4）体表图形觉：体表图形觉是指辨认写于皮肤上的字或图形的能力。检查时患者闭目，用手指或其他东西（如笔杆）在患者皮肤上画一个几何图形（三角形、圆圈或正方形）或数字（1~9），由患者说出所写的图形或数字。

5）重量觉：重量觉是指分辨重量的能力。检查者将形状、大小相同，但重量逐渐增加的物品逐一放在患者手上。要求患者将手中重量与前一重量比较。

6）材质识别觉：材质识别觉是指区别不同材质的能力。将棉花、羊毛、丝绸等逐一放在患者手中，让其触摸，要求回答材料名称或质地的感觉。

3. 神经电生理评估　周围神经疾病的电生理评估是在病史、体格检查和其他实验室检查以外的辅助检查；主要依据神经解剖学和神经电生理学原理，通过神经受电或磁刺激时的电特性，记录神经肌肉组织的电活动，评估神经肌肉功能状态；包括神经传导检查、针极肌电图检查、定量运动单位计数、诱发电位等。

（1）神经传导检查：在皮肤上放置电极并用电脉冲刺激神经或神经支配的皮区，同时在肌肉或神经上记录。检测粗大的有髓纤维，包括传导位置觉、本体觉和精细触觉的感觉纤维及 α 运动纤维。分析潜伏期、波幅、波形、神经传导速度等指标来判断是否存在神经损伤。

（2）针极肌电图：通常采用同芯针电极进行评估，包括对肌肉静息状态下自发电活动的评估，轻收缩时的运动单位电位（MUP）分析，以及力量逐渐增加和大力收缩时的募集型（IP）z 分析，判断是否存在神经源性或肌源性损害及损害累及范围。

（3）定量运动单位计数：运动单位数目估计（motor unit number estimation，MUNE）技术是指定量估计肌肉中运动单位数量的方法。运动单位（motor unit，MU）是神经控制肌肉收缩的基础单位，MU 的丢失（死亡）与神经损伤直接相关，肌肉中 MU 的总体个数越少，往往肌力越低，功能越差。因此量化评估 MU 个数对了解损伤程度、判断预后、指导康复治疗有很大帮助。近年来，有学者利用基于复合肌肉动作电位（compound muscle action potential，CMAP）扫描技术进行运动单位数目估计，取得了一定进展，也已经应用于许多周围神经损伤疾病的临床评估。它通过表面电刺激神经远端诱发肌肉活动，同时利用另一组表面电极在靶肌肉记录肌电信号，模拟由具有不同振幅、阈值和变异性的运动单位组成的模型，用类似于贝叶斯统计的方法进行分析，以拟合详细的刺激 - 反应曲线，估计患者运动单位的具体个数。

（4）运动诱发电位：经颅磁刺激大脑皮质运动区或其传出通路，在对侧相应的靶肌肉上记录获得的动作电位，记录各波起始潜伏期及中枢传导时间。检测时患者取安静卧位或坐位，放松肢体。采用圆形磁刺激器，置于大脑皮质运动区，微调至可诱发出复合肌肉动作电位且重复性良好的位置，同时将表面电极置于对侧靶肌肉。上肢通常选择第一骨间背侧肌、拇短展肌、小指展肌，下肢通常选择胫骨前肌进行记录。

（5）躯体感觉诱发电位：躯体感觉诱发电位是指刺激肢体末端粗大的感觉纤维，在躯体感觉上行通路不同部位记录到的电位。躯体感觉诱发电位主要是反映周围神经、脊髓后束和有关神经核、脑干、丘脑放射及皮层感觉区的功能。检测时患者平卧，闭目且全身放松，通常上肢在腕部刺激正中神经、下肢在内踝下方刺激胫神经，表面电极或针电极在头皮或传导通路相应区域记录。分析各波的潜伏期、波幅及波形，评估传导通路功能状态。

4. 自主神经功能评估 周围神经损伤后，其支配区血管舒缩功能、出汗功能和营养功能发生障碍。开始时血管扩张，汗腺停止分泌，从而使皮肤温度升高、潮红和干燥。2 周后，血管发生收缩、皮温降低、皮肤苍白。

（1）碘淀粉试验：在患肢检查部位涂抹 2.5% 碘酒，待其干燥后再涂抹一层淀粉，若有出汗则局部变为蓝色。

（2）茚三酮试验：将患侧手指指腹印压在涂有茚三酮的试纸上，出现蓝紫色指纹，则表示有汗；还可用固定液将指纹形态固定并将其保存，以供日后多次检查进行对比观察。

（3）皮肤划痕试验：用钝头竹签在皮肤上适度加压划一条线。数秒后，皮肤先出现白色划痕（血管收缩）高出皮面，以后变红，属正常反应。如白色划痕持续较久，超过 5 分钟，提示交感神经兴奋性增高。如红色划痕迅速出现、持续时间较长、明显增宽甚至隆起，提示副交感神经兴奋性增高或交感神经麻痹。

（4）皮肤交感反应（sympathetic skin response，SSR）：人体受到一个内源性或外源性刺激，引起交感神经系统兴奋，导致皮肤表面电压改变，随即出现 SSR 波形。SSR 主要检测交感神经节后 C 类纤维，目前被用来评估自主神经功能。

（二）结构评定

1. 影像学检查

（1）X 线及 CT：常规 X 线及普通 CT 检查不能直接显示周围神经损伤，只能观察神经周围骨骼有无骨折、关节脱位等。

（2）超声：超声是一种简单、方便及无创的检查方法，使用高频线阵探头可清晰地显示主要周围神经的分布、走行、粗细及其与周围组织的解剖关系，帮助判断受损神经的位置，揭示神经形态、结构改变的信息，评估周围神经损伤的形态学变化。该方法较依赖操作人员检查水平。

（3）MRI：MRI神经成像技术通过直接显示神经及周围肌肉的形态和信号变化，判断损伤神经的病理学改变。正常周围神经在常规MRI序列上呈细线状稍低或等信号，其信号均匀、走行规则，周围常有一圈高信号环绕。当周围神经损伤后，可见神经束增粗、走行扭曲，神经损伤处及神经损伤远段在T_1WI上信号无明显变化，在T_2WI上可见信号不同程度增高，其外周可见高信号水肿带包绕。

2.实验室检查 包括血常规、血清肌酐和估计肾小球滤过率、肝功能检查、尿液分析、尿沉渣镜检、红细胞沉降率和C反应蛋白等；血清学检查以评估潜在的系统性风湿性疾病或感染性疾病：抗核抗体（antinuclear antibody，ANA）分析、抗中性粒细胞胞质抗体（antineutrophil cytoplasmic antibody，ANCA）、抗双链DNA（double-stranded DNA，ds-DNA）抗体、抗磷脂抗体［狼疮抗凝物（lupus anticoagulant，LA）、抗心磷脂抗体（anticardiolipin antibody，ACA）、抗β-2糖蛋白（glycoprotein，GP）Ⅰ抗体］、补体成分（C3、C4）、类风湿因子（rheumatoid factor，RF）、血清冷球蛋白、血清蛋白和尿蛋白电泳及免疫电泳、乙型肝炎病毒、丙型肝炎病毒及HIV感染检测、莱姆病检测、血清肌酸激酶（creatine kinase，CK）等。

3.神经/肌肉活检 活检取材主要针对临床或电诊断检查显示受累的表浅感觉神经。通常采用神经肌肉联合活检，腓肠神经是位于小腿后方的感觉神经，活检常取该神经并连同邻近的腓肠肌。另一个常见的活检取材部位是腓浅神经-腓骨短肌。如果是上肢，活检可选择表浅桡神经。此外临床常用皮肤环钻活检来评估神经病变，常取外踝上方10cm处或大腿外上部髂前上棘下20cm处作为取材部位。其中外踝上方用以观察表皮内神经纤维密度及平均神经分支长度，主要评估小纤维神经病变；大腿外侧用以反映长度依赖性神经纤维缺失。

（三）日常生活活动能力评定

日常生活活动（ADL）是指人们为了满足日常生活需要、为了维持生存及适应生存环境每日必须反复进行的、最基本的、最具有共性的活动。包括人们为了照料自己的衣、食、住、行，保持个人卫生整洁和进行独立的社区活动所必需的一系列基本活动。

1.BADL能力评定 BADL能力指每日生活中与穿衣、进食、保持个人卫生等自理活动和坐、站、行走等身体活动有关的基本活动。反映个体基本的、较粗大的运动功能，适用于较重的残疾。

2.IADL能力评定 IADL能力是指人们在社区中独立生活所需的、关键性的较高级技能，如家务杂事、炊事、采购、骑车或驾车、处理个人事务等，大多需借助工具进行。IADL能力是在BADL能力基础上实现的，反映较精细的功能，是残疾人实现自我照料并保持一定社会属性的基础。

对ADL能力的评定，常采用量表检查法。通过直接观察患者ADL的实际完成情况或询问的方式进行评估。常用的有Barthel指数（Barthel index，BI）与功能独立性评定量表（functional independence measure，FIM），参见第二章第二节。

（四）参与能力评定

缺血周围神经病除对患者的基本躯体结构和功能造成影响外，还会增加患者及患者家庭成员的心理压力，甚至发生焦虑和抑郁，从而影响患者的正常社交和休闲娱乐活动，部分患者可能减少社会工作和文娱活动。常用的评定方法有访谈法、观察法、主观报告法、标准化量表评价法［健康调查量表 36（SF-36）］等。

（五）心理评估

患者常并发焦虑和抑郁，评定量表有汉密尔顿抑郁量表、汉密尔顿焦虑量表、抑郁自评量表及焦虑自评量表等（参见第二章第二节）。

近年来，近红外光谱脑功能成像（functional near-infrared spectroscopy，fNIRS）在精神疾病领域已经展现出比较高的诊断和评定价值。它是将特定波长（650～950nm）的光线照射到头部并接收，测量氧合血红蛋白（oxyhemoglobin，HbO）和脱氧血红蛋白（deoxyhemoglobin，HbR）的相对浓度变化，依据神经 - 血管耦合机制，利用脑部相应的血流动力学改变来推断神经活动情况的一种无创脑功能成像技术。其中言语流畅性任务（verbal fluency task，VFT）是一个利用执行功能的简单任务，患者只需要在较短的时间内完成三个字的组词任务便能够完成数据采集并分析，适用于临床精神心理的辅助鉴别评估。Takizawa 等通过大规模的多点病例对照研究，从言语流畅性任务下 fNIRS 血氧数据中提取额颞叶积分值、重心值和斜率指标进行分析，证明了 fNIRS 在抑郁状态等临床上主要精神疾病鉴别诊断的有效性。此外，除日文版 VFT 外，英文版 VFT 和中文版本 VFT 对抑郁症的辅助诊断都有良好的特异性和敏感性。其积分值和 17 项汉密尔顿抑郁量表（HAMD 17）评分呈负相关的结果也进一步证实了 VFT 下 fNIRS 测试的可靠性。

二、康复治疗

康复治疗原则：因人而异、循序渐进、持之以恒、主动参与、全面锻炼。

康复近期目标：防治并发症与合并症，促进神经再生，防止肌肉萎缩，促进运动功能和感觉功能恢复。

康复远期目标：改善患者生活与工作能力，提高生存质量，回归家庭，回归社会。

（一）运动疗法

1.肌力训练　肌力下降、反射减弱或消失是运动神经受损的典型表现。周围神经受损或中断后，其支配的肌肉收缩功能下降或失去收缩功能，肌张力下降。肌肉内的糖原合成减慢、蛋白质分解加速，肌肉逐渐萎缩。失神经支配的骨骼肌发生萎缩性病理改变，包括肌肉组织的微循环发生损害。其毛细血管退化且退化速度大于肌纤维丧失的速度，导致失神经肌肉毛细血管数与肌纤维数的比例下降，随着失神经时间的延长，胶原纤维的增多更加明显。同时肌肉本身也将发生显著变化，包括运动终板丧失、细胞质丢失、肌原纤维排列紊乱且变细、肌丝疏散、肌质蛋白和肌原纤维蛋白含量下降、线粒体肿胀变性等。

周围神经疾病受损后肌肉功能的训练应从早期开始，根据肌肉不同的功能水平制订个体化的治疗方案。运动训练可提高周围神经疾病患者的肌力、活动能力及疲劳耐受状况。此外，对骨密度、胃肠蠕动功能、胰岛素活性、静息时的代谢率及生存质量的提高有积极作用。

肌力训练应遵循的基本原则包括特异性原则、渐进性原则及可逆性原则。训练处方包括运动频率、运动强度、运动持续时间、运动类型、运动量、运动形式和渐进性。方式包括主动助力训练、主动运动训练和抗阻训练。

（1）主动助力训练：根据助力来源分为徒手助力和悬吊助力运动。

1）徒手助力运动：当肌力为2级时，治疗师帮助患者进行助动锻炼。随着主动运动能力的改善，治疗者逐渐减少帮助。

2）悬吊助力运动：适用于肌力2级或稍低者。可利用绳索、挂钩、滑轮等简单装置，将运动肢体悬吊起来，以减轻肢体的自身重量，然后在水平面上进行运动锻炼。助力可以来自通过滑轮的重物或治疗者徒手施加，助力大小根据患者肢体的肌力而定。

（2）主动运动训练：当肌力3级时，让患者将需训练的肢体放在抗重力的位置上，进行主动运动。

（3）抗阻训练：抗阻训练是一个抵抗外加阻力的、任何形式的、动力或静力性肌肉收缩的主动运动。外周阻力可以是徒手的或器械性的。

1）徒手抗阻训练：一种由治疗师或健侧肢体提供阻力的肌力训练方法。阻力大小不能定量化，一般在训练早期，肌力较弱只能抵抗轻到中度阻力，或需要将关节活动范围控制在较小范围内时，应用该技术。阻力的大小由治疗师根据患者情况控制。

2）器械抗阻训练：一种通过器械提供阻力的肌力训练方法。阻力大小可定量化，并且可逐渐增加。

2.神经松动术 神经松动术可以增加神经组织活动性，使神经系统适应性地延长，可以改善神经血液供应、神经轴突轴浆流动、神经所受应力情况，从而改善神经系统的功能，减轻疼痛，促进组织复原。临床上主要包括滑动手法和张力手法。

（1）滑动手法：指在关节活动的中段范围内进行大幅度的动作。一般固定神经一端而活动另一端，主要使神经组织与周围组织产生相对活动，避免粘连发生，可以减轻疼痛和增加神经移动性。

（2）张力手法：指在关节活动的末端范围进行松动。两端固定并同时多个关节活动，产生神经组织内的变化，可以调节神经张力，主要用于损伤的恢复期。

3.关节活动训练 由于周围神经损伤导致的肌肉自主收缩能力下降、长期制动导致的肌肉萎缩或其他如关节粘连等并发症，所受累的关节活动范围减小。关节活动训练能够增加关节活动范围，从而减少周围神经损伤导致的关节活动受限或关节功能障碍。重复主动或被动地活动受累的关节，逐步提高肌肉力量、牵伸肌腱或肌肉、松弛关节囊、松解关节内外粘连和挛缩的纤维组织，最终恢复正常的关节活动范围。包括被动关节活动训练、主动助力关节活动训练和主动关节活动训练。被动关节活动训练可保持关节和软组织的活动性，减少挛缩的形成，保持肌肉的力学弹性，促进血管收缩和舒张，从而促进血液循环，减轻疼痛。

（二）物理因子疗法

1.低频电疗法 指将频率低于1000Hz的脉冲电流用于治疗疾病的方法。常用的有经皮神经电刺激疗法和神经肌肉电刺激疗法。

（1）经皮神经电刺激疗法：将电极置于痛区、运动点、扳机点、病灶同节段的脊柱旁，通过兴奋A类神经纤维，产生镇痛作用，改善周围循环，促进周围神经再生。

（2）神经肌肉电刺激疗法：应用低频脉冲电刺激运动神经或肌肉引起肌肉收缩，预防和治疗肌肉萎缩。

2.中频电疗法 指应用频率1～100kHz的电流脉冲治疗疾病的方法。常用的有干扰电疗法和调制中频电疗法。刺激受累肌肉节律性收缩，促进血液循环及淋巴回流，延缓受累肌萎缩，抑制肌肉纤维化。

3.高频电疗法 将频率100～300kHz的电流或其所形成的电场、磁场或电磁场应用于人体治疗疾病的方法。常用的有短波、超短波、分米波、厘米波和毫米波疗法。可促进周围神经损伤后轴突再生和神经再支配，延缓肌肉萎缩。

4. 光疗 包括红外线和激光疗法，可扩张血管，改善神经和周围组织的血液循环及组织营养，加快组织代谢，促进炎症水肿吸收，缓解疼痛。

5. 生物反馈疗法 通过小的表面电极可以获得肌肉的肌电图信号，按肌电信号阈值的改变，可逐步提高肌肉的信号力量。

（三）日常生活活动训练

进行 ADL 训练前先进行活动分析，既要考虑患者残存的运动、感觉等功能，还要考虑年龄、性别、职业、兴趣、安全性、社会生活环境和文化教育背景、生活习惯等，提高患者参与的动力。从 BADL 开始，包括良肢位摆放和床上坐位、翻身训练、床边训练、转移训练、进食训练、修饰、更衣、如厕、洗澡等。

（四）康复辅助器具

康复辅助器具的功能主要是代替和补偿丧失的功能，提供保护和支持，提高使用者某方面的能力（生活自理能力、学习和交流能力等），减少并发症，节省体能，改善患者心理状态，提高生存质量。主要遵循的五大原则为简易可行、实用、安全、节省体能和个体化。

配置辅助器具前，应先充分了解患者情况和需求，对患者的基本情况进行评估，包括运动功能评估、感觉功能评估、认知功能评估、个性化评估、环境评估、心理功能评估和情绪行为评估。然后进行选配前训练，包括患者平衡能力、肌肉力量、辅助器具使用方法和电脑操作技术等。随后进行采购和制作，再在治疗师的帮助下，进行辅助器具的实际操作训练，观察患者能否很好地使用辅助器具，记录患者的使用情况，结合患者在实际环境中使用辅助器具的情况，调整辅助器具相关方案，进行定期随访。

（五）药物治疗

药物治疗除了针对病因外，还应包括营养神经、改善微循环、镇痛及免疫调节等治疗。

营养神经类药物可改善细胞代谢，保护神经元功能，营养神经，如维生素 B_1、维生素 B_6、维生素 B_{12}、胞磷胆碱、神经节苷脂、神经营养因子等。改善循环类药物可拮抗细胞内钙离子内流，调节血管舒缩功能，抗血小板聚集，改善微循环，如前列地尔、尼莫地平、法舒地尔。镇痛药，如非甾体抗炎药，包括阿司匹林、双氯芬酸、吲哚美辛、布洛芬、美洛昔康、萘丁美酮、帕瑞昔布，以及塞来昔布等；阿片类镇痛药，如曲马多、芬太尼等。抗癫痫药，如普瑞巴林、加巴喷丁、卡马西平。抗抑郁药，如阿米替林、文法拉辛、度洛西汀。免疫治疗药物，如糖皮质激素、免疫球蛋白、免疫抑制剂等。

（六）心理治疗

心理治疗是应用心理学的原则和方法，通过治疗者与被治疗者的互动，医治患者的心理、情绪、认知行为等方面的问题。心理治疗的形式有个体心理治疗、集体心理治疗，认知改变、行为改变的治疗，直接治疗、非直接治疗，短程治疗、长程治疗等。康复心理治疗的常用方法包括支持性心理治疗、行为疗法和操作条件技术、认知疗法、社会技能训练和生物反馈疗法。

三、患者教育

（一）危险因素教育

常见的危险因素包括重金属铅、汞、砷中毒及化学品，药物如呋喃类、磺胺类、异烟肼药物，有机磷农药及有机氯杀虫剂中毒等。注意营养代谢障碍，如糖尿病、维生素 B_1 缺乏（脚气病）、慢性酒精中毒等。

（二）营养干预教育

患者正确认识疾病的病理生理和转归，科学预防和治疗。如糖尿病周围神经病变患者注意血糖控制，低糖饮食，注意运动和休息。

（三）日常生活注意事项

如存在感觉异常，预防烫伤、冻伤、尖锐物体刺伤等；如存在影响平衡、步行等运动功能的运动障碍，注意预防跌倒等。

四、病案示范

（一）病史摘要

【主诉】 四肢麻木半年，加重 1 个月。

【现病史】 患者，男性，53 岁，因"四肢麻木半年，加重 1 个月"门诊就诊。患者半年前自觉双手指、双足底麻木不适，有刺痛感，活动后无明显缓解，最近 1 个月麻木加重，影响睡眠，特来就诊。发病以来无特殊医疗处理。

患者发病以来一般状况良好，精神可，食欲正常，大小便正常，体重增加约 2kg。

【既往史】 既往体健，3 年前单位体检发现空腹血糖升高（9.0mmol/L），餐后血糖不详。进一步检查，糖化血红蛋白 8.1%，后期随访血糖仍在 9.0mmol/L 左右。诊断为 2 型糖尿病，服用二甲双胍缓释片加格列本脲控制血糖，血糖控制不佳，在 8.6mmol/L 左右。否认其他慢性病病史，否认传染病病史，否认重大手术及外伤史，否认输血史，无药物过敏史，预防接种史不详。无糖尿病家族史。吸烟史 40 余年，1 包 /d，未戒烟。无饮酒史。

【并存疾病】 无。

【专科体格检查】 患者一般情况可，生命体征平稳，心、肺、腹未发现异常体征。体型肥胖，腹围明显增大。四肢活动正常，双下肢无水肿，双侧足背动脉搏动对称，四肢肌力无明显异常，四肢深感觉无明显减退，远端轻触觉稍减弱，四肢腱反射对称，无减弱，病理征阴性。体重指数 $24.1kg/m^2$ $[65kg/(1.64m)^2]$。

【诊断】

2 型糖尿病

（二）康复评定

1. 功能评定

（1）运动功能：四肢活动度正常范围，周径对称正常。四肢肌力 MMT 5 级。四肢腱反射对称，无减弱。

（2）感觉功能：四肢深感觉对称，远端轻触觉稍减弱。

（3）神经电生理：四肢多发周围神经损害，累及被检运动、感觉神经（轴索损害为主），结合病史，考虑糖尿病周围神经损害可能性大。

（4）心理评估：fNIRS 示额叶的脑血流量变化尚可，积分值面积大，任务开始后，波形迅速上升至峰值，斜率大，重心值靠前，任务结束后，波形逐渐恢复至基线水平。双侧颞叶脑血流变化尚可，波谱变化与额叶相似。

（5）心肺功能：CPET 显示肺通气功能未见明显异常，中度心功能不全，运动耐量中度下降。

2.结构评定

（1）心电图：窦性心律。

（2）实验室检查：糖化血红蛋白（HbA1c）7.9%；生化葡萄糖 6.85mmol/L；2 小时血糖 13.82mmol/L；电解质、血尿常规、肝肾功能正常。

（3）辅助检查：血管超声检查未见明显异常。心脏超声检查显示各房室大小正常，左心室收缩功能未见明显减弱。眼底检查结果未见明显异常。

3.活动评定　日常生活活动能力评分（Barthel 指数）100 分。

（三）康复诊断

1.运动功能障碍　运动耐量下降；四肢多发周围神经损害。

2.感觉功能障碍　四肢感觉功能障碍。

3.心理功能障碍　无。

4.活动参与受限　无。

（四）康复治疗

康复治疗原则：饮食与运动控制。

康复目标：有效协助降低血糖，提高患者运动耐量。

1.运动疗法　患者运动耐力中度下降，体重指数提示肥胖，建议进行改善心肺和周围肌肉耐力的心肺功能康复。

（1）运动方式：呼吸体操、呼吸肌训练、功率自行车、上下肢力量训练等（建议在康复治疗师指导下进行）。

（2）运动强度：功率踏车测试中踏车运动过程达到无氧阈时功率车阻力为 64W，最佳运动强度为达到但不超过无氧阈，活动强度以患者无严重呼吸困难，运动中可正常交流为度。目标心率控制在 103～117 次 /min。运动量：每次 40 分钟，运动训练应持续 8 周以上。

运动频率：每周 3～5 次。鼓励每日进行运动。

注意事项：随诊，定期复查心肺功能及运动耐量变化，适时调整治疗方案。

2.饮食治疗　饮食控制是糖尿病治疗的基础。根据患者标准体重，标准体重（kg）=［身高（cm）- 100］× 0.9，以及生活方式，确定每日摄入的总量，制订食谱，按照一定比例三餐或四餐分配。成人休息状态下每日每千克标准体重应给予的热量为 25～30kcal（1kcal = 4.184kJ），轻体力劳动者 30～35kcal，中度体力劳动者 35～40kcal，重度体力劳动者 40kcal 以上。本患者为轻体力劳动者，总热量为 1728～2016kcal。

3.药物治疗　以促进胰岛素分泌为主要作用的药物：格列本脲 2.5mg，口服，每日 3 次；具有降低肝糖原异生作用，增加外周组织对葡萄糖的摄取和利用的药物：二甲双胍缓释片 0.5g，口服，每日 1 次；营养神经药物：甲钴胺片 0.5mg，口服，每日 3 次。

4.患者教育　保持健康生活习惯，定期随访血糖，定期进行周围神经电生理评估。做好个人卫生及足部护理。

5.康复护理　注意患者足部护理。

6.中医康复治疗　如太极拳、八段锦、易筋经等可改善心肺功能。

（谢　青　纵　亚）

第四节　周围性面瘫康复

周围性面瘫是面神经核及核以下部位麻痹所致的面部表情肌瘫痪，是一种冬春季常见多发病，不受年龄和性别的限制，多见于20~40岁人群，男性多于女性，不同人群的年发病率为（11.5~53.3）/10万。每年约有4万例新发周围性面瘫患者，复发率8%~12%，通常急性发病，症状可在数小时到数日达高峰。

周围性面瘫病因众多，最常见的原因是感染性病变，多由潜伏在面神经感觉神经节病毒如单纯疱疹病毒、水痘-带状疱疹病毒被激活引起茎乳孔内急性非化脓性面神经炎，其次为颅脑损伤、肿瘤压迫、手术牵拉引起的面神经主干或分支卡压，以及中耳炎、迷路炎、乳突炎或耳部损伤等耳源性疾病。

本病的发病机制可能是病毒感染导致面神经脱髓鞘病变，或炎症或卡压使面神经管内的面神经充血肿胀。由于面神经管是骨性管道，肿胀的面神经在固定的空间内受面神经管的挤压，引起面神经损伤。病理学改变：早期神经水肿血管受压、小静脉充血，偶有小灶性、新鲜的神经内出血，神经纤维髓鞘崩溃、部分轴突消失，神经束或神经内血管周围有淋巴细胞浸润。中、后期可发生严重的沃勒变性，轴质呈泡沫状，轴质消失，在面神经主干内血管周围可以看到淋巴细胞广泛性浸润；神经变细、萎缩，周围结缔组织增生。

周围性面瘫临床表现为患侧面部额纹消失，睑裂变大，鼻唇沟变浅，口角下垂，示齿时口角歪向健侧，鼓气、吹口哨漏气，不能抬额、皱眉，患侧闭眼时眼球向外上方转动，露出白色巩膜。如累及鼓索神经，可有同侧舌前2/3味觉减退或消失；累及镫骨肌神经时，还可出现同侧听觉过敏。周围性面瘫严重影响患者形象、面部感觉运动功能及生活质量，多数患者有不同程度的紧张、焦虑、恐惧、抑郁等心理表现。正确的诊断和治疗是周围性面瘫取得良好疗效的关键，同时也能驱散负面情绪，提升患者信心，帮助其进行社会活动。

一、康复评定

（一）功能评定

1.运动功能评估

（1）面部评估

1）额的检查：首先观察额部皮肤皱纹是否相同、变浅或消失，眉目外侧是否对称、下垂。其次检查抬眉运动：检查额枕肌额腹的运动功能。重度患者额部平坦，皱纹一般消失或明显变浅，眉目外侧明显下垂；最后检查皱眉运动：检查皱眉肌是否能运动，两侧眉运动幅度是否一致。

2）眼的检查：先观察眼裂的大小，两侧是否对称、变小或变大，上眼睑是否下垂，下眼睑是否外翻，眼睑是否抽搐、肿胀；眼结膜是否有充血、溃疡，是否有流泪、干涩、酸、胀的症状。然后检查闭眼运动：闭眼时应注意患侧的口角有无提口角运动，患侧能否闭严及闭合的程度。

3）鼻的检查：先观察鼻唇沟是否变浅、消失或加深。然后检查耸鼻运动：观察压鼻肌是否有皱纹，两侧上唇运动幅度是否相同。

4）面颊部的检查：观察面颊部是否对称、平坦、增厚或抽搐。面部是否感觉发紧、僵硬、麻木或萎缩。

5）口的检查：首先观察口角是否对称、下垂、上提或抽搐；口唇是否肿胀，人中是否偏斜。其次检查示齿运动：注意观察两侧口角运动幅度，口裂是否变形，上下牙齿暴露的数目及高度。再次检查努嘴运动：注意观察口角两侧至人中的距离是否相同，努嘴的形状是否对称。最后检查鼓腮运动：主要检查口轮匝肌的运动功能，观察两侧鼓腮是否对称，口角是否漏气。

6）茎乳突的检查：观察茎乳突是否疼痛或压痛。

7）耳的检查：观察是否有耳鸣、耳闷、听力下降或过敏，耳部有无疱疹。

8）舌的检查：检查舌前 2/3 味觉有无减退或消失。

（2）量表评估：目前评定面神经功能的常用量表有 House-Brackmann（H-B）分级系统（表 9-1）、Sunnybrook 分级系统和面部神经分级系统 2.0（FNGS）等，其中运用最广泛的是 H-B 分级系统。该系统简单易行并适用于所有面瘫患者，尤其对中度不同功能损伤的分类描述较清晰，便于临床操作。

表 9-1　House-Brackmann（H-B）分级系统

分级	表现	特征
I	正常	面部所有区域正常
II	轻度功能障碍	总体：仔细观察时才能看出轻微的功能减弱，可能有轻微的协同运动
		静止：正常、对称、张力正常
		运动：额运动中等，眼轻使劲可完全闭合，口轻度不对称
III	中度功能障碍	总体：明显的功能减弱但双侧无损害性不对称，可观察到并不严重的协同运动、挛缩和 / 或同侧面部痉挛
		静止：正常、对称、张力正常
		运动：额运动微弱，眼使劲可完全闭合，口使劲可移动口角，明显不对称
IV	中重度功能障碍	总体：明显的功能减弱和 / 或损害性不对称
		静止：正常、对称、有张力
		运动：额无运动，眼不能完全闭合，使劲时口不对称
V	重度功能障碍	总体：很少见有运动
		静止：不对称
		运动：额不动，眼不能完全闭合，口仅有轻微运动
VI	完全麻痹	无运动

2. 感觉功能评估　面部感觉障碍的患者除评估常见的触觉和温度觉以外，若鼓索以上面神经病变，可有同侧舌前 2/3 味觉减退或消失；若镫骨肌神经以上部位受损，则同时有舌前 2/3 味觉减退或消失和同侧听觉过敏；膝状神经节受累时，除面瘫、味觉障碍和听觉过敏以外，还有同侧唾液、泪腺分泌障碍，耳后及耳内疼痛。

3. 构音功能评估　观察说话是否漏气，发音是否清楚；询问患者咀嚼后是否有食物残存在口腔。

4. 心理功能评估　面肌瘫痪后容易表现出悲伤、焦虑等不良情绪，严重者在后期会出现抑郁状态。常见的焦虑状态评估量表是汉密尔顿焦虑量表（HAMA），抑郁状态的评估量表是汉密尔顿抑郁量表（HAMD），亦可采用症状自评量表（SCL-90）。

（二）结构评定

1.电生理评估　电生理学检查能较好地反映面部神经肌肉所处的功能状态和病变的严重程度，有助于明确区分中央性面部麻痹和周围性面部麻痹。目前，常用于临床的电生理检查方法有神经兴奋性测试（NET）、最大刺激测试（MST）、电耳摄影（ENoG）、肌电图检查（EMG）、闪烁反射、经颅磁刺激（TMS）等。

2.影像学检查　高分辨率 CT 的薄层扫描、骨算法重建、不同轴面显像等可充分显示面神经管；高分辨率 MRI、增强 MRI、MRA 等可显示血管压迫面神经情况，结合病史鉴别肿瘤、炎性病变、血管性病变等病因导致的面瘫。

（三）活动评定

1.BADL 能力评定　周围性面瘫的患者能完成大部分基础日常生活活动，其中需着重评估进食方面的功能障碍。常用的 BADL 量表是 Barthel 指数（Barthel index，BI），简单易行。

2.IADL 能力评定　评估患者是否因为疾病减少了复杂性或工具性日常生活活动。

（四）参与评定

周围性面瘫的患者由于个人形象上的损害，影响了与他人的关系和正常的社交。传统的面部评估方法一般仅关注毁容性面部特征，或面神经相关病理生理情况，很少关注除疾病领域外的其他方面，如社交、心理健康等。面神经残疾指数（FDI）量表（表9-2）是一个简短的自治问卷，调查身体残疾和面部神经肌肉功能相关的社会心理因素。可以测量残疾个体的面部运动系统的障碍，侧重于对患者的肢体及其运动功能进行评价，根据面神经疾病患者的躯体和社会心理状态的有意义变化，对残疾程度和疗效进行评价。将评价范围精确于躯体和社会生活功能包括心理和社会角色功能方面。

表 9-2　面神经残疾指数（FDI）量表

躯体功能	分值
1. 您在吃东西时，嘴里含住食物，移动食物，将食物固定于一侧颊内的困难程度 通常情况下：5 没困难　4 稍有困难　3 有些困难　2 非常困难 通常不吃东西是因为：1 健康原因　0 其他原因	
2. 您用杯子喝饮料时的困难程度 通常情况下：5 没困难　4 稍有困难　3 有些困难　2 非常困难 通常不喝饮料是因为：1 健康原因　0 其他原因	
3. 您在讲话时进行特殊发音时的困难程度 通常情况下：5 没困难　4 稍有困难　3 有些困难　2 非常困难 通常不进行特殊发音是因为：1 健康原因　0 其他原因	
4. 您有一侧眼睛流泪过多或发干的问题及其严重程度 通常情况下：5 没有　4 稍有　3 有些　2 非常严重 通常不流泪是因为：1 健康原因　0 其他原因	
5. 您刷牙或漱口的困难程度 通常情况下：5 没困难　4 稍有困难　3 有些困难　2 非常困难 通常不刷牙漱口是因为：1 健康原因　0 其他原因	
社会生活功能	
6. 您感到平静的时间长短 6 所有时间　5 大部分时间　4 相当部分时间　3 有时　2 少许时间　1 没有	

续表

社会生活功能	分值
7. 您将自己与周围人隔绝的时间 6 所有时间　5 大部分时间　4 相当部分时间　3 有时　2 少许时间　1 没有	
8. 您对周围人发脾气的时间长短 6 所有时间　5 大部分时间　4 相当部分时间　3 有时　2 少许时间　1 没有	
9. 早醒或夜间睡眠中多次醒来的频繁程度 6 每晚　5 大多数晚上　4 相当多晚上　3 有些晚上　2 少数晚上　1 没有	
10. 您因面部功能问题而放弃外出吃饭、逛商店、参加家庭或社会活动的次数 6 每次　5 大多数　4 相当多次数　3 有些　2 少许　1 没有	

注：面神经残疾指数（FDI）量表共有 10 个问题，分为两类。第一类反映躯体功能，含 1～5 项，每项分 4 个等级，计分为 2～5 分，相应功能障碍从重到轻；第二类反映社会生活功能，含 6～10 项，每项分 6 个等级，计分为 1～6 分，相应功能障碍从重到轻。

二、康复治疗

面神经炎康复目标是尽早地消除面神经炎症和水肿，最大限度地恢复患者的面神经功能，降低残损。大量临床康复实践表明，在起病 1 周内采取治疗措施是治愈面神经炎的最佳时机。面神经炎治疗的关键在于早期控制面神经缺血、水肿及髓鞘、轴突变性。早期治疗以全身用药，改善局部血液循环，消除面神经的炎症和水肿为主；后期以表情肌功能训练为主，促进肌纤维收缩和血液循环，使神经支配的肌纤维肥大与强化，有效控制面肌痉挛和防止面肌萎缩，促进功能的恢复。

（一）运动疗法

面神经炎时主要累及的表情肌为枕额肌额腹、眼轮匝肌、提上唇肌、颧肌、提口角肌、口轮匝肌和降下唇肌。进行这些主要肌肉的功能训练，可促进整个面部表情肌运动功能恢复正常。每日训练 2～3 次，每个动作训练 10～20 次。包括以下动作内容：

1. 抬眉训练　抬眉动作的完成主要依靠枕额肌额腹的运动。可嘱患者上提健侧与患侧的眉目，有助于抬眉运动功能的恢复。

2. 闭眼训练　闭眼的动作主要依靠眼轮匝肌的运动收缩来完成。训练闭眼时，嘱患者开始时轻轻地闭眼，两眼同时闭合 10～20 次。如不能完全闭合眼睑，露白时可用示指的指腹沿着眶下缘轻轻地按摩一下，然后再用力闭眼 10 次，有助于眼睑闭合功能的恢复。

3. 耸鼻训练　耸鼻运动主要靠提上唇肌及压鼻肌的运动收缩来完成。耸鼻训练可促进压鼻肌、提上唇肌的运动功能恢复。有少数患者不会耸鼻运动，在训练时应注意往鼻子方向用力。

4. 示齿训练　示齿动作主要靠颧大肌、颧小肌、提口角肌及笑肌的收缩来完成。而这四块肌肉的运动功能障碍是引起口角歪斜的主要原因。嘱患者口角向两侧同时运动，避免只向一侧用力练成一种习惯性的口角偏斜运动。

5. 努嘴训练　努嘴主要靠口轮匝肌收缩来完成。进行努嘴训练时，用力收缩口唇并向前努嘴，努嘴时要用力。口轮匝肌恢复后，患者能够鼓腮，刷牙漏水或进食流涎的症状随之消失。训练努嘴时同时训练了提上唇肌、降下唇肌及颏肌的运动功能。

6. 鼓腮训练　鼓腮训练有助于口轮匝肌及颊肌运动功能的恢复。鼓腮漏气时，用手上下捏住患侧口轮匝肌进行鼓腮训练。患者能够进行鼓腮运动，说明口轮匝肌及颊肌的运动功能可恢复正常，刷牙漏水、流涎及食滞症状消失。此方法有助于防治提上唇肌挛缩。

（二）物理因子疗法

急性期在茎乳孔附近给予超短波无热量治疗，以改善面神经的缺血、水肿。急性期以后可配合红外线局部照射或局部热敷以进一步改善局部血液循环，消除水肿，促进炎症消散，减轻局部疼痛。恢复期可给予局部低中频脉冲电刺激或直流电离子导入治疗，有助于患者面部肌肉主动收缩功能的改善。

（三）作业疗法

1. 感觉刺激和保护　进行适当的感觉刺激，如软毛牙刷刷脸，每日早中晚 3 次；面部感觉异常或过敏的患者，应用口罩和帽子进行保暖。

2. 护眼　由于长期不能闭眼、瞬目，使角膜暴露、干燥，容易导致感染，可戴眼罩防护。

3. 口腔的管理　说话漏气的患者，应该提醒自己尽量发音清楚，减慢速度，保持与他人的交流；口腔中若存有食物残渣，应注意进食后用清水漱口；进食过程中若口角有食物流出，应该随身带手帕擦拭，或抬头帮助吞咽。

4. 抗重力　面部瘫痪后易受重力影响，导致患侧面部肌肉松弛，两侧不对称。可以使用面部按摩器提拉患侧，保持肌肉维度。

5. 表情管理　自我训练过程中，容易在缺失视觉辅助下使两侧面部用力不一致。可以使用镜子训练，从认知层面管理面部肌肉的收缩，达到对称的效果。

6. 听觉保护　患病期间尽量选择安静的环境，不宜使用耳机等音量大的物品。

7. 疼痛　耳后疼痛出现在一部分患者中，日常用温水洗脸，不过多刺激耳后乳突位置，放松周围肌群缓解疼痛。

（四）康复辅助器具

肌内效贴布（kinesio tape，KT）：由于弹性作用，KT 可提拉皮肤，增加皮肤褶皱，降低神经周围组织的压力，增加血液循环和淋巴流动，从而促进水肿的吸收及炎症因素的扩散和新陈代谢，强化免疫功能；同时促进患侧神经再生，为面神经恢复创造良好的内部环境。

（五）心理治疗

1. 积极的健康教育　向患者及家属详细讲解周围性面瘫相关治疗及康复知识，包括病因、转归、病程及预后等，减少错误认知引发的心理负担。

2. 加强与患者的交流沟通。

3. 获得家庭及社会支持。

4. 必要时辅以抗抑郁焦虑药物　抗抑郁药物，如 5- 羟色胺再摄取抑制剂，三环类、四环类抗抑郁药，单胺氧化酶抑制剂；抗焦虑药物，如苯二氮䓬或非苯二氮䓬类抗焦虑药。

（六）药物治疗

1. 激素治疗　急性期尽早使用皮质类固醇，如地塞米松 10～20mg/d，连用 7～10 日，逐渐减量。口服泼尼松 20～30mg，顿服或每日 2 次，1 周后渐停用。

2. 神经营养药物的应用　维生素 B_1 100mg，维生素 B_{12} 500μg，肌内注射，每日 1 次。或甲钴胺 0.5mg，口服，每日 3 次。

3. 抗病毒治疗　亨特综合征患者可口服阿昔洛韦 0.2g，每日 5 次，连服 7～10 日。

4. **眼润滑滴剂和软膏** 应为闭眼不完全的患者提供眼部保护，用金霉素眼膏或左氧氟沙星滴眼液等预防感染，保护角膜。

（七）中医传统治疗

1. **体针** 恢复期可配合针刺治疗，以疏风散寒、通经活络为治疗原则，多局部取穴。常取患侧的太阳、下关、阳白、四白、地仓、颊车、迎香等穴，健侧的合谷穴。不能抬眉者加患侧的攒竹穴；乳突疼痛者加翳风穴；舌麻、味觉消失者加廉泉穴。

2. **耳针** 选面颊、眼、目1、目2等穴。

3. **电针** 为了加大对局部的刺激量，可以在体针治疗的基础上，加脉冲电流刺激，每次10～20分钟。通电量以患者感到舒适、不出现面肌痉挛为宜。

4. **穴位注射** 用维生素B_1、维生素B_{12}等药物进行穴位注射。可选取患侧地仓、颊车、下关和健侧的合谷穴。每穴注射0.2～0.5ml，每周2～3次，5次为1个疗程。

5. **推拿疗法** 推拿对于改善局部木僵感，促进面瘫恢复有一定帮助，而且不容易导致面肌痉挛，值得提倡应用。手法以点揉为主，穴位选用可参照体针治疗。

（八）手术治疗

面神经炎保守治疗无效时可考虑行神经移植治疗。一般取腓肠神经或邻近的耳大神经，连带血管肌肉，移植至面神经分支。

三、患者教育

正确认识周围性面瘫的相关知识，平时注意防护，保持精神愉快，保证充足的睡眠和休息，积极锻炼增强体质，夜间避免受冷风侵袭，寒冷季节注意颜面及耳后部位保暖。一旦患病，及时就医并早期康复治疗。在冷天外出时戴口罩，眼睛闭合不全时应戴眼罩，以防角膜受伤，常用温水洗脸，按摩局部穴位，进行必要的表情肌训练。积极控制基础疾病，减少残损。

四、病案示范

（一）病史摘要

【**主诉**】 口角歪斜、左眼闭合不全2日。

【**现病史**】 患者自诉2日前突发口角向右侧歪斜，左眼睑闭合不全，左鼻唇沟消失，不能蹙眉，饮水漏水，讲话漏风。病前1周自觉左耳后疼痛，无头晕、头痛、耳鸣、目眩等不适，全身无疱疹，面部无红、肿、热、痛。患病以来患者精神、食欲、睡眠欠佳，大小便正常，体重未见明显改变。

【**既往史**】 否认糖尿病、高血压、心脏病病史，否认肝炎、结核等传染病病史，否认食物药物过敏史，否认头部外伤史，否认手术史、输血史，预防接种史不详。

【**并存疾病**】 无。

【**专科体格检查**】 左侧额纹变浅，左眼睑闭合不全，左鼻唇沟变浅，露齿时口角右偏，人中沟右偏，鼓颊、吹口哨左侧漏气，味觉正常；双耳无疱疹、无充血、无压痛，听力正常；左侧颜面部针刺觉、温度觉及触觉较右侧减弱，浅深感觉对称正常，四肢肌力、肌张力正常，双侧肢体感觉对称正常，共济试验正常，病理征未引出，脑膜刺激征未引出。

【辅助检查】　血清学检查示单纯疱疹病毒感染。腰椎穿刺：压力 130mmHg，脑脊液常规生化检查无明显异常。颅脑 MRI 无异常。脑电图：轻度异常脑电图。肌电图：左侧面神经损害；瞬目反射：左侧传出性损害未见异常；脑干听觉诱发电位未见异常。

【诊断】

特发性面神经麻痹

（二）康复评定

1. 面部评估　见专科体格检查。

2. 量表评定　House-Brackmann（H-B）分级系统 Ⅴ 级。

3. 感觉评定　左侧颜面部轻触觉、针刺觉减弱。

4. 构音功能评估　说话漏气，进食漏水。

5. 辅助检查　肌电图示左侧面神经损害未见异常。

6. 心理评定　汉密尔顿焦虑量表（HAMA）9 分，患者可能存在焦虑。

7. 活动评定　Barthel 指数（BI）95 分，轻度残疾，但可独立完成生活自理。

8. 参与评定　面神经残疾指数（FDI）两项功能总分 32 分，得分越高面部残疾程度越低，患者属于中度残疾。

（三）康复诊断

1. 运动功能障碍　左侧面肌麻痹。

2. 感觉功能障碍　左侧面部浅感觉减弱。

3. 心理功能障碍　患者可能存在焦虑、抑郁。

4. 活动受限　患者洗漱时眼睑闭合不良，进食受限。

5. 参与受限　社交活动频率下降，影响正常社会生活功能。

（四）康复治疗

该患者治疗原则为改善局部血液循环，减轻面神经水肿，缓解神经受压，促进神经功能恢复。急性期以消炎消肿，控制感染症状为主；亚急性期采用适量运动疗法，维持面部运动和感觉功能；恢复期采用视觉引导下双侧面部训练，促进神经功能恢复。

治疗方法包括运动疗法、物理因子疗法、作业治疗、康复辅助器具、心理治疗、药物治疗、中医传统治疗、患者教育及康复护理。

（丁　桃）

推荐阅读文献

［1］陈小梅. 临床作业疗法学. 2 版. 北京：华夏出版社，2013.

［2］陈卓铭. 康复治疗技术系列丛书：言语治疗. 北京：电子工业出版社，2019.

［3］陈卓铭. 语言治疗学. 3 版. 北京：人民卫生出版社，2018.

［4］窦祖林. 吞咽障碍评估与治疗. 2 版. 北京：人民卫生出版社，2017.

［5］高素荣. 失语症. 2 版. 北京：北京大学医学出版社，2006.

［6］贾建平，陈生弟. 神经病学. 8 版. 北京：人民卫生出版社，2018.

［7］李丽华. 精神疾病康复学. 杭州：浙江大学出版社，2021.

［8］刘惠林，胡昔权. 康复治疗师临床工作指南：神经疾患康复治疗技术. 北京：人民卫生出版社，2019.

［9］倪朝民. 神经康复学. 3 版. 北京：人民卫生出版社，2018.

［10］王强，郭铁成. 周围神经疾病康复. 北京：人民卫生出版社，2020.

［11］王玉龙. 康复功能评定学. 3 版. 北京：人民卫生出版社，2018.

［12］卫冬洁，江钟立. 康复治疗师临床工作指南：失语症康复治疗技术. 北京：人民卫生出版社，2019.

［13］吴毅. 住院医师规范化培训康复医学科示范案例. 上海：上海交通大学出版社，2016.

［14］燕铁斌，梁维松，冉春风. 现代康复治疗学. 2 版. 广州：广东科技出版社，2012.

［15］岳寿伟，黄晓琳. 康复医学. 2 版. 北京：人民卫生出版社，2022.

索引